实用牙体修复临床操作指南
A Practical Approach to Operative Dentistry

A PRACTICAL APPROACH TO

OPERATIVE DENTISTRY

实用牙体修复
临床操作指南

（英）戈登·格雷
（Gordon B. Gray）

（英）阿拉·达乌德
（Alaa H. Daud）

主　编

李继遥　主　审

薛　晶　阙克华　主　译

冯　凝　副主译

北方联合出版传媒（集团）股份有限公司
辽宁科学技术出版社
沈阳

图文编辑：

刘　菲　刘　娜　康　鹤　肖　艳　王静雅　纪凤薇　刘玉卿　张　浩　曹　勇　杨　洋

Title:A Practical Approach to Operative Dentistry
By Gordon B. Gary and Alaa H. Daud, ISBN:9781119608424
Copyright ©2021 John Wiley & Sons Limited.

版权所有·翻印必究

图书在版编目（CIP）数据

实用牙体修复临床操作指南 /（英）戈登·格雷（Gordon B. Gray），（英）阿拉·达乌德（Alaa H. Daud）主编；薛晶，阙克华主译. —沈阳：辽宁科学技术出版社，2023.4
　　ISBN 978-7-5591-2875-1

　　Ⅰ.①实… Ⅱ.①戈… ②阿… ③薛… ④阙… Ⅲ.①牙体—修复术 Ⅳ.①R781.05

　　中国版本图书馆CIP数据核字（2022）第257597号

出版发行：辽宁科学技术出版社
　　　　　（地址：沈阳市和平区十一纬路25号　邮编：110003）
印　刷　者：凸版艺彩（东莞）印刷有限公司
经　销　者：各地新华书店
幅面尺寸：170mm×240mm
印　　张：15.5
插　　页：4
字　　数：310千字
出版时间：2023 年 4 月第 1 版
印刷时间：2023 年 4 月第 1 次印刷
策划编辑：陈　刚
责任编辑：杨晓宇
封面设计：袁　舒
版式设计：袁　舒
责任校对：李　霞

书　　号：ISBN 978-7-5591-2875-1
定　　价：198.00 元

投稿热线：024-23280336
邮购热线：024-23280336
E-mail:cyclonechen@126.com
http://www.lnkj.com.cn

前言
Preface

解决问题和微创牙科应发展为一门与生俱来的艺术，因为都是临床牙医的日常工作。出于临床实践和诊断目的，这种艺术需要从口腔本科生时就建立并发展。

本书旨在帮助学生在头脑中重新组织事实性知识。并非将临床前科学划分为不同的主题，例如解剖学、口腔生物学、生物化学、病理学和材料学。帮助整合知识并在它们之间产生一些可以在实际环境中使用的联系。

虽然本书是向口腔本科生教授临床技能的核心教材，但对那些已经执业，或正在教授口腔医学，或正在准备专业注册考试（如海外牙医注册考试和牙科手术执照考试）的读者也有指导作用。

感谢为本书提供图片的牙医和专家，他们也审阅了内容并提出有价值的建议。

还要感谢Philip Sellen、Joseph Green和Chris Mills对书中摄影和视频提供的帮助。

没有这么多人的鼓励，本书是不可能写成的。感谢Robert Paterson和Andrew Watts教授多年来的持续支持，并为本书提供优质图片。

没有家人和朋友的理解与支持，就不可能有充分的时间完成本书。

书中提供的任何产品图片仅表示其是可能使用到的牙科材料的示例。在此声明没有任何牙科公司的利益或资金冲突。

审译者名单
Reviewer & Translators

主　审

李继遥　四川大学华西口腔医学院

主　译

薛　晶　四川大学华西口腔医学院

阙克华　天津医科大学口腔医院

副主译

冯　凝　香港大学牙学院

译　者（按姓名首字笔画为序）

冯　凝　香港大学牙学院　　　　　徐夕然　天津医科大学口腔医院

孙　宇　昆明蓝橙口腔医院　　　　黄湘雅　中山大学光华口腔医学院

杨雨晴　天津医科大学口腔医院　　梁　雁　四川大学华西口腔医学院

杨　磊　四川大学华西口腔医学院　程　钰　天津医科大学口腔医院

何利邦　四川大学华西口腔医学院　阙克华　天津医科大学口腔医院

邹陈陈　天津医科大学口腔医院　　满芯彤　天津医科大学口腔医院

张　敏　四川大学华西口腔医学院　薛　晶　四川大学华西口腔医学院

赵婷媛　天津医科大学口腔医院

校　对（按姓名首字笔画为序）

王琳贤　天津医科大学口腔医院　　周云杰　天津医科大学口腔医院

李　蓉　天津医科大学口腔医院　　赵建阁　天津医科大学口腔医院

陆冰玉　天津医科大学口腔医院　　颜巾杰　天津医科大学口腔医院

目录
Contents

在线内容

扫描二维码，关注"辽科社口腔图书出版中心"公众号，
输入关键词"CZZN"，可浏览在线内容。

第1部分
牙体修复
Restorative Dentistry

第1章
器械
Instruments

口腔器械盘中放有与龋病诊断和治疗相关的器械。口镜、直探针、Briault探针用于龋病诊断。一些套装中还包含牙周探针。

诊断

口镜具有许多功能，包括获得间接视野，反射并聚光于牙齿表面以及牵拉软组织使其免受尖锐器械的损伤。

探针用于探查牙齿表面，但更多地用于探查预备后的窝洞内牙本质壁表面质地和硬度。然而，使用尖锐探针探查点隙窝沟会破坏其表面结构并加快龋病的进展。Briault探针是双端探针，非常适合探查牙体组织与修复体边缘之间的龋洞。探诊时应采用轻柔力度以避免医源性损伤。

牙周探针用于测量附着丧失、探查根分叉病变和探诊后出血。WHO推荐的牙周探针具有与基础牙周检查分级系统相对应的彩色条带，其末端为小球状以避免造成损伤。Williams探针每毫米都有刻度标记，在记录牙周检查表时用于测量每颗牙齿周围的探诊深度。

治疗

治疗器械包括用于去除龋坏牙本质和修整洞缘的器械。挖匙有各种形状和尺寸，在去除软化牙本质时应小心使用。牙釉质凿可高效去除无基釉，其工作刃必须保持锋利才能有效使用。一些边缘修整工具配有一个碳化钨工作头以保持锋利度。

双端PF10器械用于传递牙科水门汀，并将其在洞底平滑均匀地铺开。汞合金枪

A Practical Approach to Operative Dentistry, First Edition. Gordon B. Gray and Alaa H. Daud.
© 2021 John Wiley & Sons Ltd. Published 2021 by John Wiley & Sons Ltd.
Companion website: www.wiley.com/go/gray/operative-dentistry

用于将混合好的充填材料转移到窝洞内，而后可以使用各种汞合金充填器进行加压充填。复合树脂在牙体修复中的应用越来越频繁。

由于复合树脂会粘在不锈钢器械的表面，一系列镀金不锈钢器械被应用于复合树脂的传递和塑形。

使用雕刻刀来完成修复体的最终塑形。这种双端器械有一个可以放在周围牙齿结构上的叶状工作刃，有助于引导修复体的最终成形。

器械托盘

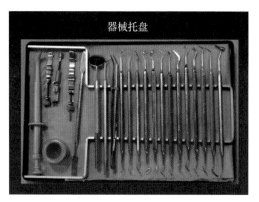

图中展示了一系列诊断和治疗器械。还包括一系列用于 II 类洞修复的成形片。

重要的是，学生要了解每个器械在托盘中的存放位置。使用器械后，需要用纱布清理干净再将其放回原来的位置。

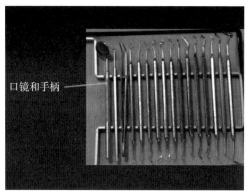

因为手柄可以拧松以便安装替换头，所以要确保口镜牢固地固定在手柄上。口镜包含前、后反射镜和放大镜。治疗时应使用前反射镜，以避免近距离操作时出现重影。

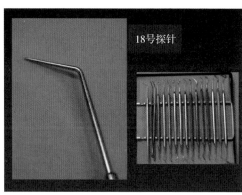

这是一个用于检查窝洞内牙本质壁质地的单端直探针。器械应保持锋利，否则不能准确地向术者传达信息。

探查牙齿表面时不应施力过大，否则可能会破坏脱矿的表面区域并加快龋病的进展。

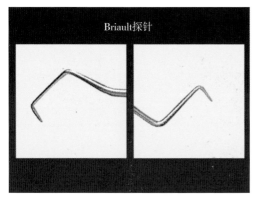

Briault探针是一种双端探针，特别适用于邻面存在龋洞或粗糙感的诊断。

注意，应轻力使用以避免破坏龋损的表面再矿化结构，同时避免将致龋菌带入病损。

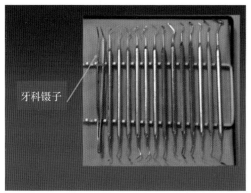

牙科镊子可以夹持棉球和棉卷至窝洞或口内。该器械也可在根管治疗中夹持纸尖至根管内。牙科镊子的自锁款非常适用于根管治疗。

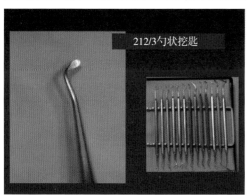

小号挖匙的颈部较短，可限制其进入窝洞的深度。该器械的前缘锐利，可刮除腐质和牙齿碎屑。

图中所示为勺状挖匙，名字来源于其工作端凹陷的上表面，而非器械整体轮廓呈勺状。

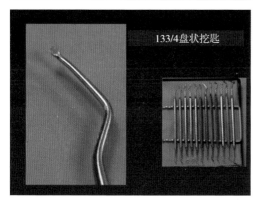

中号挖匙颈部较长，可进入窝洞较深处。

图中所示为盘状挖匙，名字来源于其工作端平坦的上表面，而非器械整体轮廓呈盘状。

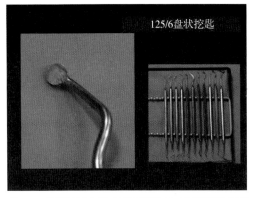

这种大号挖匙非常适用于大面积龋损的治疗，其工作刃一周为锋利的刀刃缘。

在去除龋坏组织方面，挖匙可代替球钻。根据首先去净龋坏组织的窝洞预备原则，使用挖匙从窝洞中心向四周刮净龋坏组织。

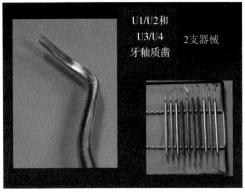

这种牙釉质凿可以用来去除Ⅱ类洞洞底和侧壁的无基釉。

该器械两端都有弯曲刃，使用1支器械即可预备窝洞的颊侧和舌侧。

锋利的斜刃前缘可沿着窝洞的龈壁边缘去除无基釉，或使内线角变圆钝。

需要2支器械来预备近中和远中洞形。二者的区别是刃前缘倾斜的方向不同。

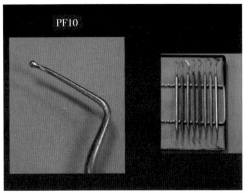

双端PF10器械具有球状末端，用于聚拢混合的牙科衬洞水门汀并将其在洞底抹平。

小尺寸的球状末端能使材料精准地铺开。

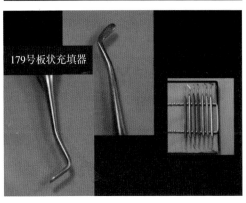

这是一种双端不锈钢器械，可用来将混合的牙科水门汀传递到窝洞中并使其保持面团状。器械的一侧工作刃与手柄平行，而另一侧与其垂直。这使得该器械可用于Ⅱ类洞轴壁的修复。

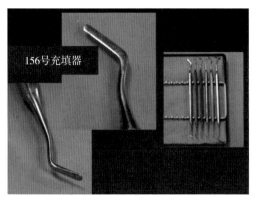

156号充填器和179号板状充填器相似，但其工作端更大，非常适合将临时修复材料整块传递至窝洞内。

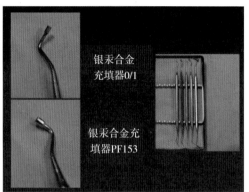

器械托盘中有1组双端银汞合金充填器，有4种直径规格，用于窝洞内充填材料的加压充填。根据窝洞的宽度选择器械的尺寸。

在加压充填阶段，较小尺寸的器械会对银汞合金产生较大的压力，使其表面形成一层富汞层。

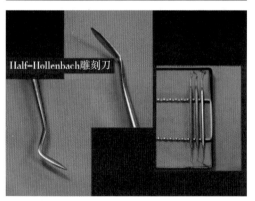

托盘中有2种雕刻刀，一种是Half-Hollenbach雕刻刀，其两侧工作刃为叶状且互相垂直。器械的工作尖放置在牙齿中线上时，部分工作刃可与周围的牙尖斜面相接触。当器械沿牙尖斜面移动时，能雕刻出正确的牙尖斜度和窝沟形状。

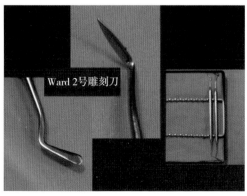

Ward雕刻刀与Half-Hollenbach雕刻刀相似，但其与柄平行的一侧工作刃并不锋利，可用来将临时充填材料转移到窝洞中。

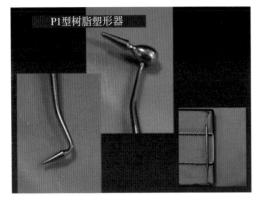

P1型器械是一种可用于复合树脂充填和成形的器械。许多类似的器械都是镀金的，或尖端由特氟龙（聚四氟乙烯）制成，以防止粘连充填材料。

其锥形末端用于雕刻成形复合树脂的牙尖斜面，而工作尖端则用于雕刻窝沟形态。

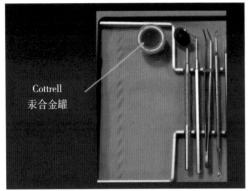

汞合金罐呈碗状，用于存放胶囊中混合或研磨好的银汞合金。碗状便于银汞合金输送器装载新制备的材料。

根据卫生和安全操作建议，保证每次使用后清洁汞合金罐。罐的金属环可高压灭菌，塑料插件可更换。

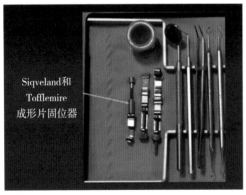

托盘还包含1个Tofflemire、2个Siqveland成形片与成形片夹。在将充填材料放入窝洞前，将成形片放置在缺失壁一侧。充填时使用成形片可获得光滑的充填体表面。也可选择带固位环的一次性成形片夹。但是，使用时应仔细选择正确的尺寸和形状。

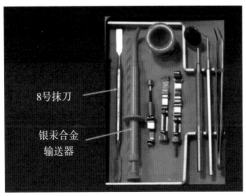

手术托盘还包含一个8号抹刀，可用于混合调拌衬洞和垫底的水门汀。每次使用后，必须用纱布清理干净，以防止水门汀在其表面凝固。

银汞合金输送器/枪的一侧有开口，当推注输送器时，银汞合金从该开口端挤出。另一侧的注射器活塞便于术者控制向窝洞内输送的银汞合金量。每次使用后必须清空注射枪，否则留在里面的材料会变硬，使枪无法使用。

手机和钻针

气动涡轮手机

气动涡轮手机或气动马达手机通常被称为高速手机，因为它的转速为400000～450000r/min（图1.1）。以上指空转转速，但当术者切割牙体组织时，转速会减慢到250000～300000r/min，此时的速度被称为切割速度。

安装钻针后，高速手机通过压缩空气使涡轮机转动。第一把手机由John Walsh设计，并在1950年由美国的John Borden博士首次商业化生产。手机有两个主要部分：

- 压缩空气和水通过的机身
- 位于机头内的涡轮转子

涡轮转子制造精密，能将压缩空气转化为转动能量。压缩空气流对风轮片产生推力，使风轮带动夹轴高速旋转。钻针由夹轴夹持，夹轴又与风轮紧连，所以风轮的转动带动了钻针同步转动。插入气动涡轮手机内的钻针被称为摩擦夹持钻针。现在许多手机都有一种光纤设备，可将光线直射到正在预备的牙齿上。

水流通过手机向旋转的钻针上喷射形成水雾，具有冷却钻针及被切割的牙体组织和清洗切割碎屑的作用。对所有手机进行日常维护至关重要，以确保其中不包含可能导致涡轮磨损并使其振动的磨损性颗粒。现在，对手机的清洁和润滑可在自动化机器上进行。制订定期维护计划将大大延长这些昂贵设备的使用寿命。

▶ 视频1.1

弯机

弯机通常是指低速手机，用于去除龋坏组织或修整窝洞边缘。这些手机由马达驱动，可以是气动马达驱动或电动马达驱动。

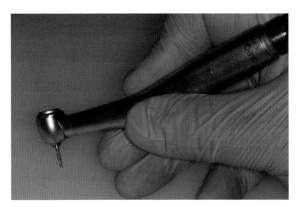
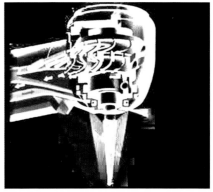

图1.1 气动涡轮手机平衡性能良好，转速>400000r/min。它由通过涡轮机内风轮片的压缩空气流驱动转动。

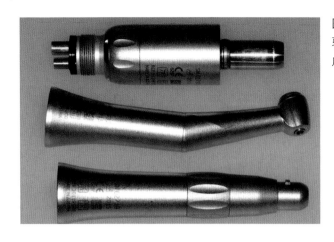

图1.2 低速手机可由气动或电动马达驱动。分为直机和弯机，二者都设计成便于术者握持的外形。

二者产生的转速不同，气动马达产生的转速约为6000r/min，而电动马达产生的转速为40000r/min。电动马达的转速可通过旋转手柄下端的环来控制（图1.2）。

手机与马达相连接并用锁定装置固定，分为直机和弯机两种。机身存在弯曲的手机能使钻针与长轴成一个角度，被称为弯机。这使得钻针能够进入口内不易到达的区域。钻针通过机械方式固定在手机的机头内，被称为锁扣式钻针。手机机身包含一系列不同种类的齿轮：减速（4:1）、增速（1:10）和定速（1:1）。

电动马达的可用扭矩大于气动涡轮马达，但转速较低。在一些国家，术者倾向于在电动马达上使用增速手机，因为这样可以产生接近400000r/min的转速，且扭矩比气动涡轮马达大得多。缺点是患者会感受到更强的振动感，并增加牙髓温度升高的概率。

钻针

牙科钻针是在牙科手机中使用的一种旋转切割工具（图1.3和图1.4）。钻针可以由钢或碳化钨制成，有些可能有金刚砂涂层。钻针分为头部、颈部和柄部3个部分。

钢钻针和碳化钨钻针的头部都有可以磨除材料的切割刃。这些切割刃排列成不同角度从而改变钻针的性能。钝角越多，钻针的强度和使用寿命越长；而锐角越多，刃部越锋利。为了提高切割效率，在钻针的切割刃上增加了额外的切刃。但是随着高速手机的出现，它们逐渐失去优势。这些额外的切割刃被称为横切刃。

其他常用钻针的头部覆盖有一层细金刚砂，这种砂粒具有与切割刃类似的切割功能，可以磨除牙体组织并产生更多热量。

钻针的形状多种多样，包括圆头钻、倒锥钻、直裂钻、锥形裂钻和梨形钻。

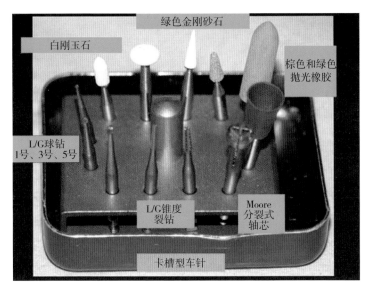

图1.3　一系列冠内使用的一次性钢钻针。此外，一些砂石和浸渍橡胶尖可用于修复体的平整与抛光。

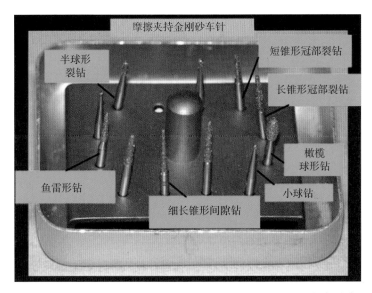

图1.4　冠内和冠外使用的一系列高速钻针。图中所示的钻针都涂有工业金刚砂，使其表面粗糙以便磨除牙体组织。碳化钨钻针也有类似的设计以便切割牙体组织。

　　由于钻针的种类繁多，使用编号系统对其进行分类，包括美国编号系统和国际标准化组织（ISO）使用的编号系统。

　　钻针的不同转速决定了其不同的性质。气动涡轮手机中的钻针切割效率较高且切割面平滑，但在操作时会有高声调的呜呜声。低速钻针相对较安静，但产生的切割面粗糙，并且患者会感受到较大的振动感。

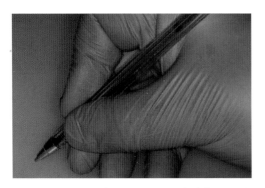

一个人的握笔方式很大程度上控制了书写工具的运动。

图1.5 执笔式握持手机以最大限度地控制器械。

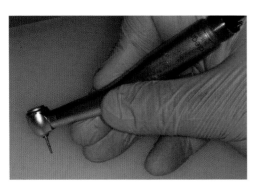

如果用手机代替笔，可实现对手机进行类似程度的控制。这意味着手机在横向上的微小移动可通过拇指对手机的微小移动来实现，而食指与手机保持平衡。

▶ 视频1.2

图1.6 当手机代替笔时可实现对器械最大限度地控制。

重要的是检查钻针是否沿顺时针方向旋转，否则钻针的齿槽将无法与牙体组织面啮合。

术者应学会对手机的控制以防造成软硬组织损伤（图1.5和图1.6）。这可以通过掌握以下几点来预防：

- 握住手机
- 将作支点的手指放在不可移动的硬组织上

使用执笔式对手机进行精细控制，需要从不可移动的组织上获得稳定的手指支点，例如相邻或对侧的牙齿或硬组织。千万不要将支点放在可移动的软组织上，这一点非常重要（图1.7）。

成形片系统

当窝洞因龋病或牙体折裂而缺失邻面壁时，充填修复的目的是恢复接触区和边缘嵴以防止食物嵌塞。此外，在充填材料和牙齿表面之间形成一个平滑的过渡也很重要。然而，如果窝洞周围没有侧壁，就有必要提供一个壁以便放置充填材料。这可通

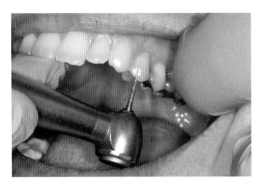

将中指或无名指稳固地放于相邻或对侧牙齿上，以确保移动时手机处于一个稳定位置。

图1.7 当在口内使用手机时，获得手指支点很重要。手指应放在不可移动的物体上，例如相邻牙齿。

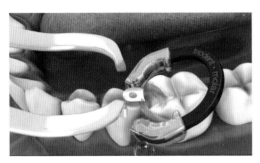

在36牙的近中面放置的分段式成形片。通过金属环使成形片的侧面与牙齿贴合，并使用楔子确保其与牙颈部边缘紧密贴合。

图1.8 用弹性金属环固定的分段式成形片的示意图。

过使用成形片实现：前牙使用透明的聚酯薄膜片，后牙使用不锈钢成形片。成形片的功能是：

- 充填时将充填材料局限在窝洞范围内
- 使充填材料与周围牙齿结构形成光滑而紧密的接触
- 恢复牙齿的邻接点和外形轮廓

有3种类型的成形片：

（1）第一种成形片包绕牙齿一圈，并由颊侧或舌侧的固位器固定。被固定的成形片可以是直的、弯的或曲面波浪形的。这种设计使其紧密地贴合牙齿，例如Siqveland或Tofflemire成形片。

（2）第二种成形片仅包绕牙齿的3/4，固位器末端有一锐利的小头，可以嵌入到相邻牙外展隙中。这种类型的成形片系统适用于牙齿邻接点非常紧密且成形片难以通过邻接点的病例，例如Ivory或分段式成形片，其最新版本是新型分段式成形片系统（图1.8），将成形片插入邻面，放置到位后通过一个金属环将其固定。金属环的侧面压在成形片和牙齿结构上以确保二者紧密接触，例如Palodent系统。

（3）第三种成形片没有固位器，通过使用楔子或弹簧锁定装置固位。这种成形片系统的优点是不需要固位器且可用于严重破坏的牙齿，如AutoMatrix系统（图1.9～图1.12）。

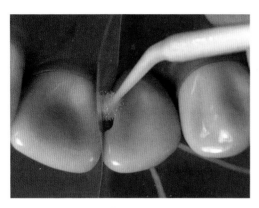

前牙之间放置透明的聚酯薄膜成形片以便进行复合树脂充填。透明成形片通过术者的手指固定。

图1.9　当用复合树脂修复前牙时，可使用透明的聚酯薄膜成形片。

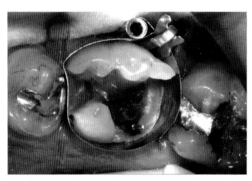

在严重破坏的牙齿上安装的弹簧锁定型AutoMatrix系统。没有成形片固位器也可较容易地进行牙齿修复。

图1.10　在修复严重破坏的牙齿时，金属AutoMatrix系统非常有用，并且在口内不需要使用成形片固位器。

图1.11　37牙上安装的Siqveland成形片和固位器。安装该成形片系统的各个步骤在第6章的附带视频中展示。

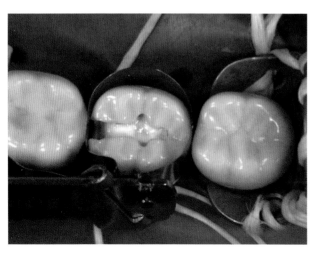

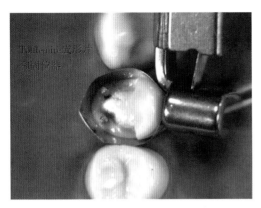

Tofflemire成形片和固位器用于只剩下腭尖的前磨牙。这种成形系统的优点是，将固位器去除的同时成形片仍保留在原位，可以更小心地取下成形片。

图1.12 安装在14牙上的Tofflemire成形片和固位器，14牙的颊尖缺失。放入充填材料后，可将固位器从成形片上取下，这样更容易从牙齿上取出成形片。

参考文献

[1] Bartolomucci Boyd, L.R. (2015). *Dental instruments*: *a pocket guide*. St. Louis, Mo: Elsevier/Saunders.

第2章
术区隔离
Isolation

在治疗过程中，术者必须保持对术区的控制。在口腔检查和窝洞充填的过程中，牙齿和窝洞必须保持隔湿、干燥。湿气可能来自唾液、血液或龈沟液。重要的是，隔离需要保护软组织免受有潜在腐蚀性材料的损害，以及保护气道和消化道免受器械与材料的伤害。应对唇部、牙龈、颊部、上腭和舌黏膜进行保护，以避免腐蚀性或创伤性损伤。

隔湿以形成高质量的修复环境，确保衬洞和充填材料不被污染。现在大多数的牙体修复都涉及牙色充填修复材料的使用和牙体组织的粘接修复。而唾液污染在牙齿粘接修复中是要避免的。

操作过程中需要**保护软组织**。气动涡轮手机需要大量的水雾以冲走预备窝洞时产生的碎屑并对牙齿和钻针进行降温。应确保唇部、颊部和舌部远离旋转中的钻针。为保护这些软组织并保证患者的舒适，必须及时排空水雾。在修复窝洞的过程中，酸蚀剂应与周围的软组织隔开，以免导致医源性溃疡。

临床牙医应有"爱伤"意识，在所有操作过程中，**保护气道**至关重要。碎屑和水雾的吞入会降低患者的配合度，器械和碎屑的吸入会危害患者健康并导致医疗纠纷。

隔离方法

强力吸引头由可高压灭菌的金属或一次性塑料制成，后者在现在临床上最常见。吸引头可用于牵拉唇部、颊部和舌部，以及清除术区附近的碎屑和水。通过这种方法每秒最多可清除150mL液体。改善了操作视野，特别是需要从口镜中获得间接视野时。

A Practical Approach to Operative Dentistry, First Edition. Gordon B. Gray and Alaa H. Daud.
© 2021 John Wiley & Sons Ltd. Published 2021 by John Wiley & Sons Ltd.
Companion website: www.wiley.com/go/gray/operative-dentistry

各种**吸唾管**由可高压灭菌的金属或一次性塑料制成。使用时将其末端朝后放在舌下的口底部。要确保末端不与该区域的活动软组织直接接触，否则吸引力会将软组织吸入吸唾管内腔，导致软组织损伤。

棉卷和吸水垫具有吸水性，但牵拉软组织的作用最弱。预制的棉卷和吸水垫为某些操作步骤提供了合适的干燥程度，例如牙齿检查、印模制取以及牙冠与固定桥的粘固。吸水垫适用于口腔前庭，可以牵拉颊部并吸走腮腺导管中的唾液。

在Ⅱ类洞和Ⅴ类洞的修复中，使用**排龈线**将游离龈机械性地排开并推离窝洞边缘。这种方法只适用于牙龈组织健康且剩余附着龈足够的情况。将含氯化铁的血管收缩剂或收敛剂溶液加入排龈线中，通过血管收缩或止血/收敛的作用防止龈沟液渗出，从而提高排龈效率。现在有了新的凝胶形式，可直接注射到龈沟中，其排龈效率较高，并且避免了牙龈退缩的风险。

橡皮障为隔湿和牵拉软组织提供了终极解决方案。Sandford Barnum博士在1864年首次描述了它的用途，尽管其形式在不断更新，但许多原始器械目前仍在使用。橡皮障提供了一个干燥、清洁且便于进入的操作视野，并通过其背景色的对比提供了良好的可见度（图2.1~图2.3）。

术者必须权衡使用橡皮障的优缺点：

优点	缺点
形成唾液污染的物理屏障	牙龈损伤
控制舌部和颊部的运动	如果夹住瓷修复体将导致崩瓷
改善对术区的入路	导致严重破坏的牙齿发生断裂
获得牙龈封闭	误吸或误吞橡皮障夹
为牙体牙髓治疗提供了一个清洁区域	对橡胶接触过敏
改善术区的视野和对比度	
减少操作时间	

橡皮障由天然乳胶制成，有多种颜色可供选择。可以购买到预先切割成15cm的正方形橡皮障布，或者一卷等宽的、可切割成不同长度的橡皮障布。橡皮障有不同规格的厚度：0.15~0.35mm，较厚的橡皮障提供更好的软组织牵拉作用，但通过牙齿接触点较为困难。一般来说，0.25mm的厚度是一个很好的选择。无乳胶橡皮障现在被广泛应用，几乎取代了天然乳胶版本，从而避免接触过敏。

图2.1 橡皮障可用于牙体牙髓治疗过程中单颗牙齿的隔离。使用过程中需要一个X线透射的塑料面弓。

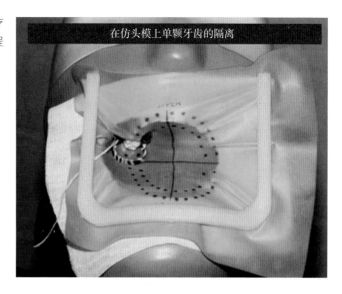

图2.2 橡皮障也可用于多颗牙齿的隔离。改善术区入路，并有利于治疗操作。

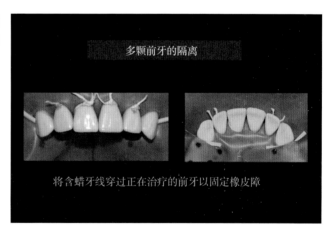

图2.3 印章有助于标记牙齿在牙弓中的位置。打孔器可打出不同尺寸的孔以适应不同大小的牙齿。橡皮障夹可用来固定橡皮障，通常放在最远端的牙齿上。

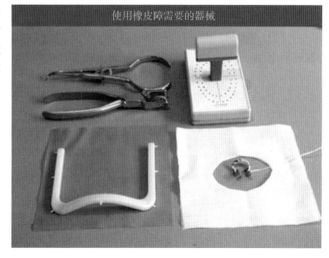

　　根据喙部形态，橡皮障夹可分为平面型和凹陷型；根据有无翼部，橡皮障夹可分为有翼夹和无翼夹。喙部平面型的橡皮障夹夹臂较平，适用于完全萌出的牙齿，而喙部凹陷型的橡皮障夹夹臂向根方倾斜，在部分萌出的牙齿上可向龈下滑动。橡皮障夹夹臂应放在颊侧和舌侧外形高点以下。重要的是，橡皮障夹与牙齿应保持四点接触，以防止其旋转导致牙龈损伤。如图2.4所示，使用橡皮障夹钳将橡皮障夹送入口内，并放在目标牙齿上。橡皮障夹的弓部朝向牙齿远中，以避免妨碍操作入路。一些牙医习惯在橡皮障夹的弓部系一圈牙线，以防滑脱。

　　然后，可使用橡皮障支架将橡皮障支撑在面部前方。支架可由不锈钢或塑料制成，通常为U形，沿外表面有撑开橡皮障布的固位头。

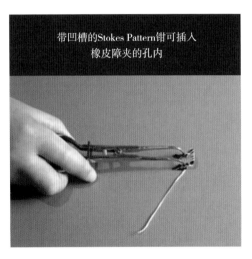

图2.4　橡皮障夹钳顶端的凹槽放入橡皮障夹的孔内。钳子有一个滑动闩锁，向后拉时可保持钳口处于打开状态，将橡皮障夹和橡皮障布一同安放到被隔离的牙齿上。

参考文献

[1] Al-Amad, S.H., Awad, M.A., Edher, F.M. et al. (2017). The effect of rubber dam on atmospheric bacterial aerosols during restorative dentistry. *Journal of Infection and Public Health* 10: 195–200.

[2] Dahlke, W.O., Cottam, M.R., Herring, M.C. et al. (2012). Evaluation of the spatter-reduction effectiveness of two dry-field isolation techniques. *American Dental Association*: 1199–1204.

[3] Perrine, G.A. (2005). A simplified rubber-dam technique for preparing teeth for indirect restorations. *Journal of American Dental Association* 136 (11): 1560–1561.

第3章
牙齿健康检查表
Dental Charting

　　牙齿健康检查表是患者护理准备工作的重要组成部分。它是牙齿及其表面结构的图示，是患者牙齿健康情况及其曾接受过的所有治疗的直观记录。图表显示患者即时的口腔状况，有助于诊断疾病和制订治疗计划。精确的牙齿健康检查表也可用于法医鉴定尸体。

　　当患者第一次就诊时，应该记录一份完整的基本表，以显示全部现存牙齿的情况及所有治疗史。每次患者就诊时都应该检查该表，并及时更新以反映牙齿情况的变化。

　　有许多系统可用于绘制牙列，如今，由于许多操作已经完全"无纸化"，有些电子软件也应用于此。

　　图表，即牙列的图示，应该包括以下内容：
- 现存牙
- 缺失牙
- 需要进行的治疗
- 已完成的治疗
- 有龋洞和修复体的牙面等

图表注释

Zsigmondy–Palmer记录法

```
       87654321 | 12345678
 右                            左
       87654321 | 12345678
```

　　例如：右上6或 6 有近中殆面龋
　　　　　左下5或 5 有殆面修复体

A Practical Approach to Operative Dentistry, First Edition. Gordon B. Gray and Alaa H. Daud.
© 2021 John Wiley & Sons Ltd. Published 2021 by John Wiley & Sons Ltd.
Companion website: www.wiley.com/go/gray/operative-dentistry

FDI二位数牙位记录法（国际牙科联合会）

在此系统中，象限符号被数字代替。第一个数字是象限符号，而第二个数字表示单颗牙齿。

在恒牙列中：

（1）右上区

（2）左上区

（3）左下区

（4）右下区

18 17 16 15 14 13 12 11	21 22 23 24 25 26 27 28
48 47 46 45 44 43 42 41	31 32 33 34 35 36 37 38

例如：16牙有近中𬌗面龋

35牙有𬌗面修复体

法医牙科记录法（方格图）

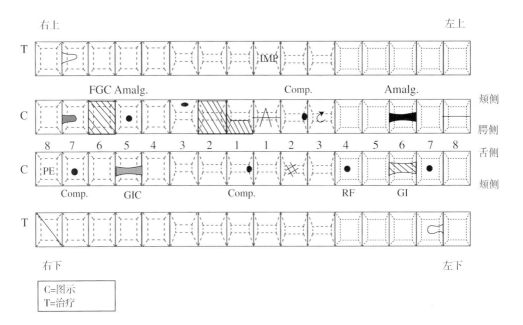

C=图示
T=治疗

IMP：种植牙　FGC：贵金属全冠　Amalg.：银汞合金充填　Comp.：树脂充填　PE：部分萌出
GIC：玻璃离子充填　RF：根管充填　GI：金嵌体

牙面

能够识别和记录正确的牙面很重要。定义如下：

殆面——前磨牙和磨牙的咬合面

近中面——所有牙齿最接近牙弓中线的表面

远中面——所有牙齿最远离牙弓中线的表面

颊面——面向颊部的表面（前磨牙及磨牙）

唇面——面向唇部的表面（切牙及尖牙）

腭面——所有上颌牙面向上腭的表面

舌面——所有下颌牙面向舌侧的表面

颈部——牙齿紧邻龈缘的部分

牙科图表中的缩写

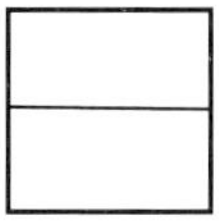

检查图示——牙齿缺失，绘制 ➡ 表示缺牙间隙消失

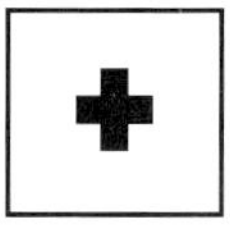

检查图示——存在牙根

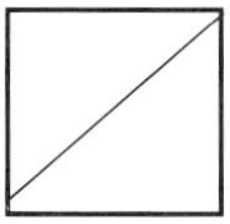

治疗图示——需要拔除的牙齿或牙根

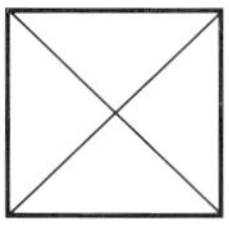

治疗图示——在本次治疗过程中拔除的牙齿或牙根

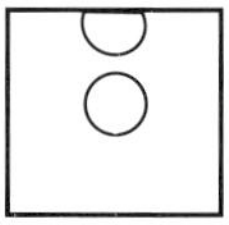

检查图示——原发性龋损或磨损存在
治疗图示——在本次治疗中需要修复

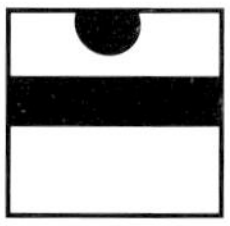

检查图示——现存修复体

检查图示——局部修复体下方继发龋
治疗图示——修复体需要部分更换

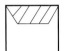
检查图示——全部修复体下方继发龋
治疗图示——修复体需要全部更换

检查图示——存在唇贴面

检查图示——存在冠修复体

治疗图示——牙齿需要冠修复

检查图示——存在3/4冠

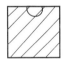
治疗图示——牙齿需要更换冠修复体

检查图示——边缘存在龋坏的冠修复
治疗图示——在现有冠边缘上放置修复体

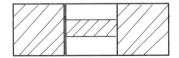
检查图示——传统三单位桥
治疗图示——需要更换的传统三单位桥（无交叉斜线）

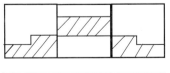
检查图示——树脂粘接固定三单位桥
治疗图示——需要更换的树脂粘接固定三单位桥（无交叉斜线）

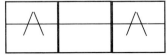
检查图示——义齿修复缺失牙
治疗图示——义齿需要更换

代码缩写可以写在图表或治疗框的上方或侧方。例如：

FS	窝沟封闭	v	贴面
*	台阶或粗糙区域	GI	金嵌体
FVG	金全冠	GO	金高嵌体
¾GC	¾金冠	CI	树脂嵌体
PJC	全瓷冠	CO	树脂高嵌体
PFM	金属烤瓷全冠	PE	部分萌出
PC	桩冠	U	未萌出
RRB	树脂粘接固定桥	RF	根管充填
CB	传统固定桥	RCT	需要根管治疗
AR	静止龋	#	牙折或修复体

可以在方框图旁边插入**龋齿状态**：

∅	未发现龋齿，但需手术干预，如外伤所致的牙折
E1	龋病局限于牙釉质外半层
E2	龋病进展到牙釉质内半层
A	龋病进展到釉牙本质界（ADJ）
D1	龋病突破釉牙本质界，进入浅层牙本质（于X线片上测量<0.5mm）
D2	龋病已累及牙本质（进入牙本质>0.5mm，但距离牙髓>0.5mm）
D3	龋病距离牙髓≤0.5mm或牙髓受累

美国牙齿编号系统

还有一种1～32美国牙齿编号系统。对于欧洲人来说，这个系统不像前面提到的系统那样容易理解，但美国人经常使用。

右上								左上							
1	2	3	4	5	6	7	8	9	10	11	12	13	14	15	16
32	31	30	29	28	27	26	25	24	23	22	21	20	19	18	17
右下								左下							

参考文献

[1] Brown, N.L., Jephcote, V.E.L., Morrison, J.N., and Sutton, J.E. (2017). Inaccurate dental charting in an audit of 1128 general dental practice records. *Dental Update* 44 (3): 254.

[2] Shanbhag, V.L. (2016). Significance of dental records in personal identification in forensic sciences. *Journal of Forensic Science and Medicine* 2: 39–43.

第4章
微创牙科治疗
Minimally Invasive Dentistry

　　微创牙科治疗（MID）是指早期检出龋齿后使用微创治疗修复龋损的一种牙齿保存理念。MID的概念基于对龋齿发展过程和改进诊断技术更好地理解。任何损伤都可以使用粘接技术和生物材料修复。对患者来说它的主要优势是提供了一种更保守的方法来处理龋齿，也提供了一个创伤更小、以健康为导向的治疗选择。

　　MID是通过最简单、最小的侵入方式操作，把目前所有关于预防、再矿化、离子交换、愈合和粘接的知识与降低龋病危害这一目标相结合的理论体系。MID取决于以下几个因素：

　　（1）脱矿–再矿化循环
　　（2）充填修复中的粘接
　　（3）仿生充填修复材料

微创牙科治疗的操作方案

- 早期诊断龋病对于启动预防措施至关重要
- 用X线片对龋病病变深度及进展程度进行分类
- 个体患龋风险评估（高、中、低）
- 减少致龋菌
- 抑制活动性病变
- 非龋洞性病变的再矿化和监测
- 龋洞形成后，采用最小窝洞设计的修复体进行修复
- 修复而非更换有缺陷的修复体
- 监测

A Practical Approach to Operative Dentistry, First Edition. Gordon B. Gray and Alaa H. Daud.
© 2021 John Wiley & Sons Ltd. Published 2021 by John Wiley & Sons Ltd.
Companion website: www.wiley.com/go/gray/operative-dentistry

诊断

早期诊断龋病很重要，对龋活跃性进行评估也至关重要，而后者是困难且具有挑战性的。龋病始于牙齿上的牙菌斑，但对于脱矿的评估必须在一段时间内完成。通常使用如X线成像仪、电子龋齿探测器或激光荧光等辅助设备。

有些龋坏在殆面比近中面更明显。诊断和治疗指南的制定为临床决策提供帮助。这些指标是基于龋活跃性和龋病风险的临床指标，例如国际龋齿检测和评估系统（ICDAS）评分。

替代龋洞分类法

Mount和Hume在1998年提出了一个基于龋病部位和大小的分类法，如下表所示：

	龋洞大小				
	无龋洞	小尺寸	中等尺寸	大尺寸	最大尺寸
位点1 窝沟和点隙	1.0	1.1	1.2	1.3	1.4
位点2 邻面接触区	2.0	2.1	2.2	2.3	2.4
位点3 牙颈部	3.0	3.1	3.2	3.3	3.4

窝沟龋是很难诊断的，因为龋白垩斑（WSL）常出现在不易看到的窝沟的双侧侧壁上。在龋齿发生前，预防性窝沟封闭是一种有效的方法，特别是在患者的牙列中存在两个以上其他龋齿的情况下。如果在生物膜、牙菌斑或龋白垩斑进展到窝沟下方的牙本质前可以使用复合树脂将其封闭，那么窝沟封闭就是一种特别好的做法。复合树脂窝沟封闭剂的替代品是聚烯烃水门汀（玻璃离子体）。使用这种材料的技术被称为窝沟保护，具有释放氟化物的优点。

当窝沟病变进展到牙本质时仍然难以诊断，因为在咬翼片上，牙本质的锥形空间可能会掩盖釉牙本质界周围的透射影，只有当病变完全累及牙本质时才能被发现。电子和激光荧光法诊断窝沟龋具有一定的局限性。通常可使用小球钻在可疑的窝沟进行"牙釉质活检"。这样做的优点是只累及窝沟的局部区域，而剩余的窝沟保持完整。在这种情况下，可以采用封闭剂修复技术，即用玻璃离子水门汀或复合树脂修复龋洞，并用窝沟封闭剂封闭相邻的点隙窝沟。

龋病风险评估

龋活跃阶段是从出现牙菌斑开始继而导致牙脱矿的过程。龋活跃性不能只在一个时间点上确定，而是在一段时间内监测病变，并使用如X线片和电子手段等辅助方法来确定龋的存在与范围。

减少致龋菌数量

第一步是通过演示刷牙方法和邻间隙牙菌斑控制方法来改善患者的牙菌斑控制。氯己定和局部氟化物等制剂可用于促进再矿化。氯己定通过减少致龋菌的数量来发挥作用。局部氟化物可增加氟离子的供应，用于再矿化和氟磷灰石的形成。

阻断活跃性病变

在龋洞形成之前有可能阻断甚至逆转早期龋齿的病变。如果任由病变进展，它将向下方牙本质推进，并沿釉牙本质界扩散。最终会导致牙釉质受损，继而形成龋洞。一旦发生这种情况，牙菌斑就很难控制，矿化所需离子的可用性也会受到影响。因此，在这个阶段有必要进行干预治疗。

龋病的再矿化和监测

当口腔pH<5.5时，龋病的形成周期中牙釉质表面会发生脱矿，进而导致表层下龋损发生，即WSL。然而，在脱矿周期中，如果周围环境有利，牙齿可以通过补充丢失的钙和磷酸盐离子来再矿化。氟化物对增强这些离子的吸收和产生氟磷灰石有重要作用，并且氟磷灰石在脱矿的酸性条件下溶解性较低。通过这种方式，只要改善牙菌斑控制，减少精细碳水化合物的摄入频率，经临床检查有足够的唾液流量，并对患者进行必要的宣教，就可以阻止病变的发生。

采用最小洞形设计修复龋洞

并非所有的牙医都赞同有创治疗，必要时应选择微创治疗。如空气喷砂等微创技术用于预备使用粘接材料修复的窝洞。下面会讨论这种修复方式。在当代牙科实践中，对于局限于牙釉质内一半的部分，甚至轻微进入牙本质的病变，并不建议进行有创治疗干预。这种说法是合理的，因为龋病在牙釉质中进展非常缓慢，这在接触过氟化物的患者中尤为明显。事实上，在部分人群中，病变需要6~8年的时间才能累及牙本质。据估计，将重点放在牙菌斑控制而非备洞干预上时，充填治疗的病例数可减少50%。

龋洞的存在使牙菌斑控制十分困难甚至无法做到。因此，当龋洞形成时可以依靠机械方法去除感染组织，用合适的材料充填修复。记住，没有任何修复材料能比得上天然的牙齿结构。由于粘接修复不需要考虑机械固位，这就使微创预备窝洞、尽量保存牙体组织成为可能。

有几种材料可以使用：玻璃离子水门汀（GIC）、配有粘接剂的复合树脂充填材料，以及使用这些材料的分层修复。

GIC的优点是这种材料对牙齿结构具有粘接性并可释放氟化物。它在低应力区域表现良好。成熟的GIC具有"再充氟能力"，并形成一个氟离子储存库，这意味着它可以从口腔进行的氟化物治疗和牙膏中摄取氟离子。从理论上讲，这种摄取和缓释氟化物的过程可以起到防龋作用。另外，GIC技术敏感性高。通过向材料中添加树脂，可以部分提高材料的可操作性和强度。由此产生的树脂改良型玻璃离子水门汀（RMGIC）更容易操作，固化具有可控性，美观性更好。然而，加入树脂组分的同时也会给材料带来聚合收缩。GIC和RMGIC在牙颈部修复、窝沟封闭、恒前牙邻面病变、乳前牙和乳后牙邻面病变等方面的修复均有较好的应用效果。

复合树脂通过**粘接剂**与牙釉质粘接时，可与牙齿结构紧密结合，几乎消除了牙釉质边缘的微渗漏。使用这种材料时，窝洞预备是为了保护牙釉质，不再需要预备机械固位形。同时酸蚀牙本质和牙釉质以及混合层的形成提高了粘接的质量。这项技术正在不断改进，但牙本质边缘的聚合收缩和边缘渗漏仍然是个问题。较新的流动材料黏度较低，通常用于较小的窝洞以及牙颈部窝洞的充填修复。

修复有缺陷的修复体

目前认为，在普通牙科诊所工作的牙医将50%~70%的时间花费在更换修复体上。每更换一次修复体，窝洞就会增大，牙齿就会变得更脆弱。这反过来又会导致修复面积更大，其寿命可能更短。牙医之所以选择更换而不是局部修复"失败的"修复体，是因为担心牙齿与剩余修复材料的粘接强度不足，以及牙齿中留下残余的龋坏组织。

然而，密封性良好的修复体下的龋病是无法继续发展的，因此相较于更换修复体，修复有缺损的边缘是一种更有效、更保守的治疗方案。此外，治疗决策必须权衡患者龋病进一步发展的风险和保守治疗的风险。

监测

微创牙科治疗（MID）可以起到很好的作用。因为这是一种针对已存在龋病的治疗方式，所以采取定期监测，确保病变不会进一步发展是很重要的。再矿化的病变对于进一步的酸蚀更具抵抗力。WSL最初形成一个亚光表面，但在重新矿化后龋病将会静止，然后形成一个更光滑且光泽的表面。这些龋损的颜色也可能会改变，颜色更深或偏棕。

通过监测患者确保良好的牙菌斑控制是很重要的，否则，龋损进展可能不会停止。治疗性窝沟封闭剂也需要检查，确保保存完好，因为封闭剂形成了一道屏障，切断了点隙窝沟系统内所有封闭细菌的营养供应。

窝洞预备

仅在无法用其他手段阻止龋损进展的情况下才进行窝洞预备。应该尽可能使用最小尺寸的车针，而这一过程通常需要放大工具的辅助。可以使用空气喷砂和激光替代传统手机预备法来进行窝洞预备。

空气喷砂利用快速但微小的氧化铝颗粒气流，与牙齿结构相互作用，并将其打磨粗糙，尤其适用于点隙窝沟龋的诊断和备洞。该技术使用时无振动、噪声小，患者容易配合。然而，强大的粒子气流并不能有效去除软龋。软化的牙本质龋通常可以用小挖匙或手机上的球钻去除，或者可以使用化学–机械方法去除，这种方法无创且具有杀菌作用。它使用的凝胶由次氯酸钠和3种氨基酸（赖氨酸、亮氨酸和谷氨酸）组成。这项技术使用特制的手用器械，尤其适用于牙科恐惧症患者。

激光可以用来制备窝洞。Er（铒）：YAC（钇铝石榴石）激光和Er、Cr（铒、铬）：YSGG（钇钪镓石榴石）激光是最常见的两种类型。激光可以去除软龋和硬组织。据报道，牙医可以利用激光选择性地去除龋损的同时，保留健康的牙本质和牙釉质。这种方法无须局部麻醉，但一些研究人员提出，使用这项技术可能会使牙髓温度升高。

窝沟龋的微创治疗

磨牙有很深的窝沟，是最容易发生龋病的区域之一。尽早使用**预防性窝沟封闭剂**可以消除这些滞留区域，并且不需要磨除牙体组织（图4.1）。

在脱矿且周围有不透明区域的窝沟处，可以使用封闭剂修复。这就要求在将窝沟封闭剂涂布于牙齿的所有点隙窝沟前，对窝沟可疑区域进行局部排查，并使用复合树脂充填修复点隙窝沟（图4.2）。

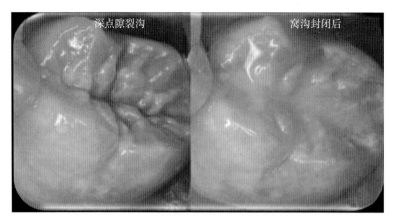

图4.1　注意陡峭的牙尖斜面和深裂缝。这些都可以用低黏度的复合树脂来消除。

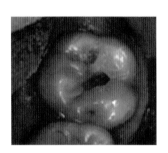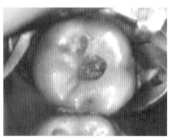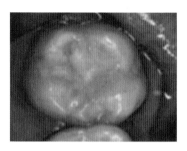

图4.2　最后一颗磨牙有两个独立的局部区域，分别是染色区和脱矿区。两个病灶中靠近近中的窝洞存在局部的牙釉质崩解。两个窝洞都未进行"预防性扩展"。使用复合树脂充填修复后，在相邻的健康窝沟涂布窝沟封闭剂。

邻面龋的微创治疗

隧道修复技术

隧道修复技术是一种替代邻面盒状洞形预备的方法，但对牙齿的预备更为保守。这种类型的修复方法更为复杂，难以很好地完成，但更保守，保持了牙齿的完整性和强度。使用放大设备和装有LED灯的手机有利于预备隧道洞形。隧道修复技术也存在一些缺点，即如果从殆面洞到边缘嵴的牙体组织剩余厚度<2.5mm，边缘嵴可能会折断。此外，对邻牙的损伤也可能导致龋齿。隧道洞形可能位于距离牙髓的1mm范围内，而传统的盒状洞形预备可以留下更厚的牙本质来保护牙髓（图4.3）。

盒状洞形预备

Almqvist在1973年描述了为银汞合金预备的第一个洞形。1978年，Simonsen描述了一种用于复合树脂修复的无机械固位的改良洞形。洞形预备的方法优于隧道修复

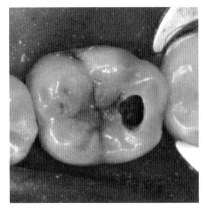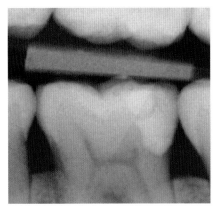

图4.3　左下第一磨牙远中的隧道洞形预备。注意从殆面洞到边缘嵴的距离。咬翼片显示GIC和表层复合树脂的范围。

图4.4　左上第二前磨牙远中邻面洞预备，可以用复合树脂修复。

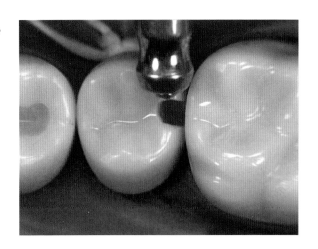

技术（图4.4）。这可能是由于操作者能见度的提高，也可能是因为去除了所有脱矿牙釉质。

Icon渗透树脂

　　当咬翼片上诊断出邻面龋时，确定病变是否已经形成龋洞是很重要的。可以通过用正畸分离器分离牙齿并用硅橡胶的轻体印模材料来记录实现（图4.5）。未形成龋洞病变的封闭方式与用治疗性窝沟封闭剂对窝沟内早期病变的封闭方式大致相同。美国DMG公司的Icon系统可以使用酸蚀剂来穿透WSL的假完整表面区，然后涂布可以渗入病变孔隙中的树脂，有效消除病变内部的孔隙，并防止致龋性酸的进入以及钙、磷酸盐离子的进一步损失。此外，由于WSL具有高达30%的孔隙率，所以牙釉质结构可通过树脂得到加强。

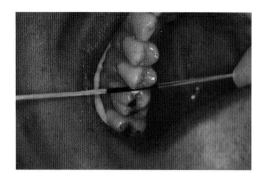 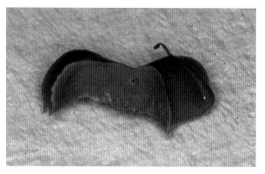

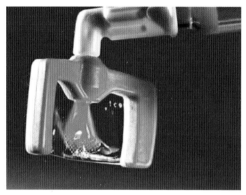 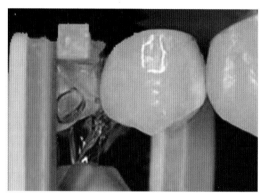

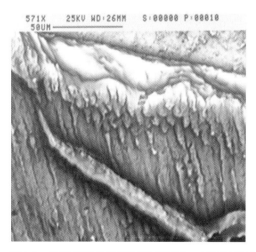 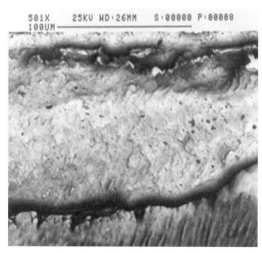

图4.5 使用正畸分离器打开邻间隙,以便使用硅橡胶材料进行印模。然后,可以使用Icon系统来输送可流动的树脂,这种树脂将通过毛细作用吸收。扫描电镜照片显示树脂已渗入WSL。

其他更微创治疗方法的示例

微研磨

牙釉质微研磨可消除牙釉质不规则和变色区。可以在最小限度破坏牙齿结构的情况下改善牙齿外观。研究表明，经过微研磨处理的牙齿可能会呈现黄色，因为牙釉质变薄，内层牙本质的颜色影响了最终的外观。作为一种改善牙齿外观的方法，这项技术是在20世纪80年代中期发展起来的，特别适用于那些受氟斑牙影响的、变色位于牙釉质外层的牙齿。氟斑牙是牙齿发育过程中过量摄入氟化物导致的牙釉质矿化不足。

牙釉质微研磨可以使患者获得较好的美容效果。微研磨糊剂由18%盐酸和浮石制成，并使用慢速旋转的橡胶杯进行涂抹。有时，这项技术可以与漂白技术或复合树脂修复相结合来实现美学效果。

这些技术可以单独或联合使用，与旧的技术（如牙冠预备）相比具有微创性。

贴面

变色、缺损、排列不齐或形状不规则的牙齿都可以用贴面来改正。为变色的牙齿制作贴面的另一种替代方法包括使用漂白或牙齿美白技术。贴面可以由一层薄的复合树脂或瓷制成，厚度<1mm。在牙体预备方面，贴面修复比冠修复更保守，因为后者需要大量磨除牙齿。最自然、最耐用的贴面是瓷制作的，但使用复合树脂更经济实惠，且易于修复。可以使用无须预备的牙贴面，或去除少量的牙釉质以预备牙齿表面，以便贴面有足够的空间粘接。

粘接桥

固定桥由一颗人工牙或桥体组成，并与其单侧或双侧的相邻天然牙相连。这是一个粘接桥的示例，患者无法自行拆卸。该桥可以由陶瓷与镍铬合金结合制成，也可以由无金属氧化锆制成。桥体有一个单侧翼或固位体从桥体一侧突出（悬臂设计；图4.6）或两个固位体连接到相邻的牙齿（固定设计；图4.7）。它通过酸蚀技术和特殊

图4.6 图中所示为悬臂梁粘接桥。金属固位体的粘接表面经过喷砂处理变得粗糙，为粘接剂提供了微机械固位力。

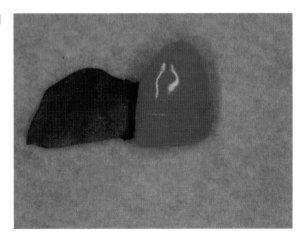

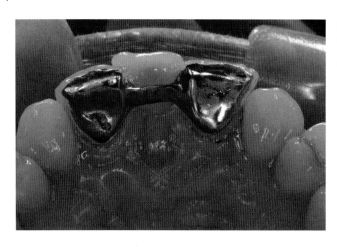

图4.7 这是一种粘接固定桥，利用了两颗未修复的相邻基牙。金属固位翼的缺点是会使基牙呈现灰色。

的粘接树脂来固定。支撑固定桥的牙齿被称为基牙，而基牙必须是未修复的或小范围充填的。

不需要像传统固定桥那样预备邻牙来获得完全覆盖的固位体。粘接桥是微创牙科治疗（MID）的一个很好例子，因为很少或不需要磨除牙釉质。

高嵌体

高嵌体可以由金合金、牙色陶瓷或复合树脂制作。根据定义，高嵌体是一种覆盖前磨牙或磨牙牙尖的修复体。它通常由技工间接制作完成，但也可以使用计算机辅助设计/计算机辅助制造（CAD/CAM）制作，以便患者一次就诊即可佩戴修复体，不需要再次就诊。

与使用修复材料充填牙齿以便预备牙冠相比，高嵌体是一种更微创的修复方法（图4.8和图4.9）。

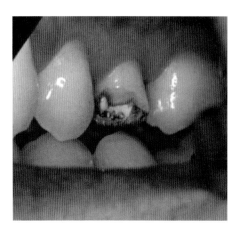

图4.8 这颗上颌左侧前磨牙的颊尖因使用加宽的银汞合金充填后变薄而折断。此时可以考虑行高嵌体修复。

图4.9 去除银汞合金修复体，并在折断边缘水平面颊侧预备一条斜面终止线，降低腭尖并预备一条类似的终止线。这种间接陶瓷修复体就制作完成了。

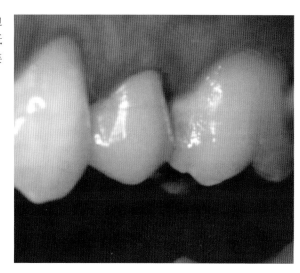

参考文献

[1] Gugnani, N., Pandit, I.K., Srivastava, N. et al. (2011). International Caries Detection and Assessment System (ICDAS): A New concept. *International Journal of Clinical Pediatric Dentistry* 4 (2): 93–100.

[2] Gray, G.B. and Shellis, P. (2002). Infiltration of resin into white spot caries-like lesions of enamel: an *in vitro* study. *European Journal of Prosthodontics and Restorative Dentistry* 10: 27–32.

[3] Walsh, L.J. and Brostek, A.M. (2013). Minimum intervention dentistry principles and objectives. *Australian Dental Journal* 58: 3–16.

[4] Avijit Banerjee, Timothy F. Watson, H. M. Pickard, Oxford, UK: Oxford University Press, 2015

[5] Nairn H. F. Wilson, Batavia, IL: Quintessence, 2007

第2部分
冠部充填修复
Intra-Coronal Restorations

第5章
窝沟龋
Pit and Fissure Caries

据报道，在过去的30年里，尽管西欧和美国学龄儿童的龋齿患病率有所下降，但窝沟龋的比例有所增加（图5.1）。这反映了氟化物对光滑牙齿表面的保护作用。即使在供水中氟浓度较低的地区，由于含氟牙膏的使用率提升，患龋率有所下降。在5～17岁儿童中，𬌗面龋占龋损总数的83%，其中第一恒磨牙是窝沟龋最常见的牙位。在20岁左右的人群中，窝沟龋患病率也较高。这表明，窝沟龋在此年龄段的人群中也会继续发展，不再局限于牙萌出后的前几年，任何年龄段都可能出现新的病变。

图5.1　牙刷刷毛覆盖于窝沟之上的标本。

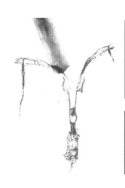

窝沟形态多变，有些仅仅是浅沟，而另一些是几乎可以到达釉牙本质界处的深凹陷。在不备洞的情况下，目前还没有在体内确定窝沟深度的方法。龋损开始于窝沟两侧的侧壁，无法直接进行检查。和所有龋损一样，窝沟龋开始时脱矿呈白垩色，表面下牙釉质结构疏松多孔。窝沟龋与平滑面龋没有区别，都是牙菌斑利用饮食中的碳水化合物产生一系列有机酸，使牙釉质脱矿。这不是一个持续进展的过程，而是牙齿脱矿和再矿化交替进行的过程。

A Practical Approach to Operative Dentistry, First Edition. Gordon B. Gray and Alaa H. Daud.
© 2021 John Wiley & Sons Ltd. Published 2021 by John Wiley & Sons Ltd.
Companion website: www.wiley.com/go/gray/operative-dentistry

通过改变局部环境、改善牙菌斑控制、减少龋易感因素数量，就可能阻止龋病发展。当氟化物应用于再矿化的病变中时，效果尤为明显。静止龋的发展通常是龋损发展的早期阶段。由于窝沟环境较为隐蔽，唾液流量减少，窝沟龋更常见。这意味着唾液缓冲能力降低，导致碳水化合物清除率降低。如果病变进展到弧形的釉牙本质界处，它可能会沿着釉牙本质界向侧方扩展，且会以比在牙釉质中更快的速度向牙髓进展。所以，可以看到窝沟周围牙釉质下的暗影。

龋坏一旦进入牙本质，由于牙本质小管中含有细菌，就会引起牙髓反应，在牙本质小管相对应的髓腔侧形成修复性牙本质以保护牙髓。研究表明，牙本质病变松软并含有感染物质，而在龋损的前沿，牙本质轻微脱矿，组织结构基本完好，没有细菌入侵。该区域在充填修复后可以再矿化，并提供良好的边缘封闭。

恒牙的殆面仅占牙面总面积的12.5%，但有报道称60%的充填修复体都位于殆面。用于诊断窝沟龋的辅助手段可分为两类：非侵入性方法和侵入性方法。

非侵入性	侵入性
探诊	诊断性备洞或"牙釉质活检"
视诊	
放大	
X线片	
透照	
电子诊断法	

目前临床牙医面临的最大挑战之一是如何正确诊断窝沟龋。口腔健康教育工作者和大多数公众都认为，定期口腔检查对预防口腔疾病发挥重要作用。准确的诊断对于尽可能为患者提供最好的口腔治疗至关重要，但一些对离体牙的研究表明，牙医在准确诊断窝沟龋坏方面存在很大困难。此外，在如何正确辨别健康的窝沟以及检测小的殆面病变方面也存在困难。应适当考虑所有诊断方法的优缺点，以帮助临床牙医选择准确性最高（敏感性）、缺点最少（特异性）的诊断方法。

探诊

传统的教学主张使用牙科探针来寻找能够卡住探针的"黏性窝沟"。如今，人们认识到，当探针插入足够宽、足够深、足以钩住探针尖端的窝沟时，探针也可能会被卡住，这种做法会导致错误诊断，并进行不必要的充填修复。

图5.2 牙科探针置于牙齿的截面上，显示沿着窝沟的侧壁和基底部有脱矿现象。龋损刚到达釉牙本质界处。

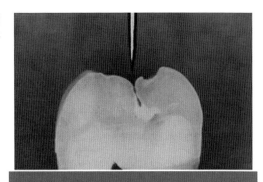

龋白垩斑已进入窝沟底部，刚进入牙本质探针从窝沟中撤出时无钩拉感

约65年前，人们就已经意识到探诊时的"钩拉感"与探针尖端和窝沟的形状、大小之间的关系。观察发现，狭窄的窝沟不能卡住探针尖端，在某些情况下，只有当龋损完全发展到牙本质时，才能卡住探针。由于所有充填修复体的寿命都是有限的，反复更换会产生比原来更大的窝洞，周围的牙尖也会变得薄弱，可能存在牙折的风险。在对一组普通牙医的调查中，高达50%的牙医仍然使用探诊作为诊断窝沟龋的主要方法（图5.2）。

探诊也有一些其他缺点。如果探查早期的窝沟龋病变，可能会产生不可逆转的创伤性缺损。探查沟裂龋坏使其更容易受到龋齿进展的影响。此外，通过探查，致龋菌可以转移到未感染的窝沟中。使用离体牙进行的实验室研究结果表明，研究者使用探诊检查和仅使用视诊检查在诊断上没有区别，鉴于探诊的缺点，应该放弃使用这种诊断方法。

视诊

良好的光线和清洁的牙齿对于准确诊断窝沟龋至关重要。牙医应注意的指征包括（图5.3）：

- 着色
- 脱矿
- 龋洞

由于最初的龋白垩斑不能直接检查，许多牙医依赖于窝沟中的着色作为诊断依据。这是不准确的，因为棕色或黑色的着色可能来源于摄入的饮食。临床牙医必须在清洁和干燥牙面后寻找其脱矿的迹象。

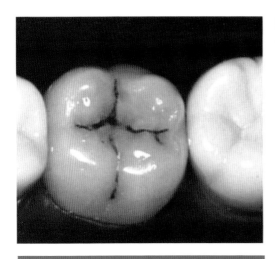

图5.3　这颗下颌磨牙的窝沟发生着色，且可见一些脱矿区域。

大量黑色素沉着及一些脱矿区域

　　使用三用枪头中的压缩空气干燥牙面5秒后，水分就会从龋白垩斑中排出，由于折射率发生改变，会与周围健康牙齿的牙釉质形成鲜明对比，健康牙齿的牙釉质更为透明。

　　最初的龋白垩斑发展到点隙窝沟表面的牙釉质，从而视诊可见。干燥的牙面对于准确诊断至关重要，与湿润的牙齿相比，可诊断出更多的病变。

视诊放大法

　　在×2.5～×4放大倍率下检查清洁干燥的牙齿，可提高诊断效率。图5.4显示了在不同放大倍数下的同一颗牙齿，在高倍镜下更容易观察，但需注意，除非伴有脱矿，否则仅有窝沟着色是没有意义的。

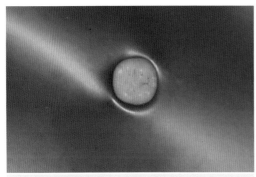

在这颗牙齿上容易看到龋齿吗？

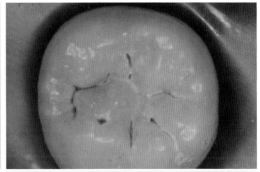

放大有助于诊断

图5.4　视诊中使用放大镜效果显著。

透照法

牙齿透照检查并不是龋病诊断的新技术，也从未得到广泛普及。最近光纤技术的进步又使其重新进入大众视野，光纤使光源可用于口腔的所有区域。

已有研究报道了该技术在检测邻面龋中的使用情况，并与X线片进行比较。这项技术的另一个优点是不存在传统X线检查的电离辐射可能造成的健康危害。

图5.5显示使用光纤透照技术（FOTI）检查磨牙。应从颊面和舌面照射牙齿。在使用光纤透照时，应关闭操作灯，以最大限度提高正常牙齿结构和龋齿结构之间的对比。牙本质龋表现为光线通过受阻时产生阴影。

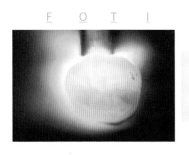

无龋齿将会
发光且绚丽
夺目

环境光必须很低

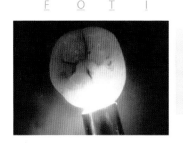

龋齿的存在
会阻碍光纤
通过牙齿的
传导

环境光必须很低

图5.5 光纤透照可作为诊断的有效辅助手段。

作为辅助诊断手段，透照有两个缺点：首先，无法清楚显示非常小的龋损；其次，如果牙齿中存在充填修复体，其应用价值也有限。

咬翼片

多年以来，咬翼片一直被用于检查邻面龋。能否使用口内X线片作为诊断方式来确定窝沟龋的存在一直饱受争议，关于使用该辅助诊断方式的观点正在转变。它在隐匿性进展性牙本质龋的检测中具有关键作用。位于完整的咬合面之下的牙本质龋被称为"隐匿性龋"（图5.6）。

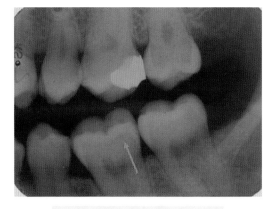

你能发现窝沟龋吗?

图5.6 在釉牙本质界下方有时不容易辨别X线的透射。

当临床牙医未能发现骀面龋的影像学表现时，唯一能得出的确切结论是没有大的牙本质病变。这项诊断技术不能显示与窝沟有关的早期牙釉质龋。当X线片上可见牙本质龋时，应检查并进行治疗。在一项研究中，研究人员仔细检查了2623名青少年患者的X线片，发现有12.1%下颌磨牙和3.1%上颌磨牙通过临床检查诊断为健康牙齿，但影像学检查显示有龋坏。有研究显示，一旦龋坏进展到牙本质，光纤透照的检查结果几乎和咬翼片一样可靠。

在拍摄咬翼片时，临床牙医一定要记住该检查具有技术敏感性，正确设定曝光参数和处理胶片对胶片的整体诊断价值至关重要。对射线管头角度的微小调改会导致较小的牙本质病变消失。常规X线片的使用应根据个别患者的需要而进行调整。应该评估每名患者的年龄、龋齿状况和已知的患龋风险。虽然X线剂量应该保持在最低限度，但对于特定的临床问题，如怀疑存在骀面龋时，也可以拍摄暴露咬合面的咬翼片。在图5.6所示的X线片中，经过细致的临床检查，在清洁干燥的牙齿表面并未发现牙本质病变，但在X线片上可见明显的龋损迹象。

窝沟龋的电子诊断法

用于探查脱矿窝沟的电子诊断法并不是一项新技术。该技术于1951年被首次提出，随后得到了发展。多孔性结构龋损的导电性增加，用于检查可疑窝沟的钝头探针与放置在患者唇部的额外电极之间的阻抗降低。

据报道，最近对电子法诊断窝沟龋有所改进。一项临床试验表明，它在检测龋齿和健康牙齿方面具有很高的准确性。这种诊断方法可以用来监测单个病变的进展。VistaProof（Dürr Dental）使用波长为405nm的高能紫光（图5.7），使龋齿中的卟啉代谢物发出荧光，在计算机图像上显示为红色，健康的牙齿结构为绿色。

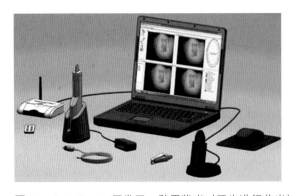
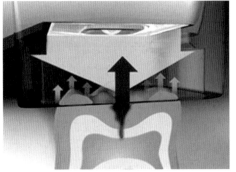

图5.7 Dürr Dental开发了一种用紫光对牙齿进行荧光染色并以电子方式获取图像的方法。因为可以在计算机显示器上显示，所以可用来向患者演示。
来源：经Dürr Dental许可出版。

牙釉质活检

即使对咬合面进行了仔细的临床检查，也可能无法确定窝沟中是否存在龋损。如果用气动涡轮手机配合小圆钻（ISO 008）对病变进行诊断性备洞，就可以确定龋损的程度（图5.8）。

图5.8 对这颗下颌磨牙进行了局部的牙釉质活检，但病变已在牙釉质中去除。

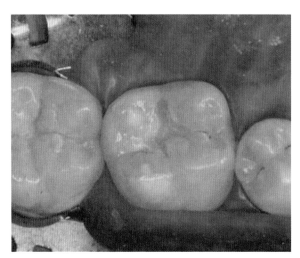

这项技术被称为"牙釉质活检"。在轻压力下使用点磨除的操作手法打开窝沟，以检查小窝洞的洞底和侧壁。诊断性备洞的结果无法预测。有时，人们会发现病变在牙釉质中已被去除，而在另一些情况下，牙本质病变的严重程度却令人惊讶。虽然诊断性备洞是确定窝沟龋的存在及范围最准确的方法，但它的缺点是可能会在没有病变的情况下对牙齿进行充填修复。通过使用封闭剂修复技术，牙齿充填修复变得更加简单。

"隐匿性龋"即在临床上看起来完整的咬合面下方有一个大的牙本质病变。这种隐蔽的病变被认为是局部氟化物使用的结果，这种氟化物保护了牙釉质表面，因此只有当潜在的牙本质病变非常大时，才会发生崩解。许多临床牙医一旦观察到窝沟脱矿，就不再采取"等待观察"的方法。

然而，他们确实面临着一个两难境地，即必须在进行可能不必要的治疗和遗漏可能存在于牙本质中的龋损病变之间取得平衡。使用温和激光荧光的新诊断方法可能会消除一些诊断的不确定性（图5.9）。

1988年首次描述的"预防性树脂充填"的引入，简化了可疑或有问题的窝沟的管理。在这项技术中，只去除局部龋坏组织结构，并使用复合树脂材料或稀释复合树脂材料结合窝沟封闭剂充填龋洞。后来对这项技术进行了较大的改进，牙本质粘接树脂

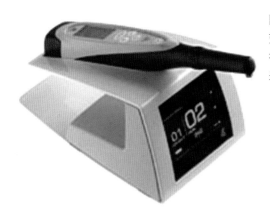

图5.9 来自KaVo的诊断仪器，利用牙齿的天然荧光发出红光，并将其与同一牙齿的探查区域进行比较。
来源：经KaVo许可出版。

开始作为粘接材料进行应用。如今已报道了一系列技术，这些技术被统称为"封闭剂修复"，为牙医治疗窝沟龋提供了更广泛的选择。

这些技术去除牙体组织时更加保守，并且提供了更加美观的充填修复效果，而在此之前只有银汞合金可以做到这一点。只有当下面两个特定问题解决后，才能成功地治疗窝沟龋，即龋病风险评估和广泛牙本质受累前的早期诊断。

龋病风险评估

仅检查一颗牙齿无法做出诊断。对患者进行更广泛的检查以评估该患者的总体龋病风险至关重要。应考虑的因素包括：

萌出时间： 一般认为，牙齿萌出后的前几年是新龋损形成的高峰期。在这个年龄段，龋损病变进展更为迅速。然而，一项对英国军队新兵人员的调查发现，许多人直到20岁左右才出现新的窝沟龋。这可能证明氟化物可以延缓窝沟龋的发生。

口腔一般情况： 在检查患者时，牙医不仅要检查患者的牙菌斑控制水平，还应该询问其饮食习惯。应记录未做过治疗的新的龋损以及所有已做过治疗的充填修复体，这为个体患者的患龋风险提供了最可靠的依据。如果一名18岁患者存在脱矿的窝沟，有其他的充填修复体和龋齿，以及不良的饮食习惯，可能会被归入龋病高危人群。然而，中老年患者如果口腔状况良好，几乎没有做过充填修复治疗，发现有类似的脱矿窝沟，则属于低风险类别。

患者的年龄： 与十几岁的患者不同，20多岁及以上的患者不太容易患龋齿而易患牙周病。因此，20岁以下的患者是龋风险高危人群。

患者的就诊记录： 如果是常规就诊患者，并且没有其他龋损，那么可能暂时不对其脱矿窝沟进行干预。

医疗条件：对于身体状况不佳的患者，如果口腔疾病的后遗症可能会危及其整体健康，则需要及早干预，其干预形式一般是早期对脱矿窝沟进行窝沟封闭。

对窝沟病变进行分类并选择治疗方案

诊断窝沟龋的最好方法是使用放大设备和X线片对清洁干燥的牙齿表面进行视诊。在某些情况下，当考虑到风险评估时，可使用小球钻（ISO 008）进行"牙釉质活检"，以便能够对病变范围进行分类。可将窝沟所处状态进行分类。

在牙釉质脱矿和再矿化期间，龋病在牙釉质中进展缓慢。病变可能需要几年时间才能达到牙本质，但此后进展要快得多。

接下来，必须选择牙齿充填修复的方法，包括微创且保守的封闭剂充填修复、银汞合金或复合树脂充填修复。

可用于窝沟病变的治疗方案：
- 无须积极治疗
- 观察和预防
- 预防性窝沟封闭
- 治疗性窝沟封闭
- 诊断性备洞
- 封闭剂充填修复
- 常规复合树脂充填修复

只有当窝沟完好时，才能先对其进行观察处理。对于龋易感患者，即使是一个完好的窝沟也应该行窝沟封闭。**预防性**窝沟封闭将是最合适的治疗方法，因为如果将来发生龋病，可能危害患者的健康。同样，积极干预可能需要实施区域神经阻滞镇痛，导致有出血性疾病的患者出现出血和痉挛。并不是所有的窝沟病变都适合使用窝沟封闭剂进行修复。在表面看起来完好无损的牙釉质下，釉牙本质界处有广泛的龋坏时，可能不太适合使用微创方法进行修复。这样的牙齿需要使用银汞合金、黄金或牙色材料的嵌体间接修复，或者使用复合树脂直接进行充填修复。其他类型的窝沟龋适合使用一系列更保守和美观的充填修复体进行修复，修复后也可使用窝沟封闭剂作为预防手段。

封闭剂修复

有4种类型的封闭剂修复方法，根据不同的临床情况，每种修复方法都有其特定适应证。

Ⅰ型（**治疗性**窝沟封闭剂）：这类封闭剂适用于口腔状况维护良好的低风险人群，即有两颗及以下龋齿的患者。临床需要时应拍摄咬翼片，以排除隐匿性龋的存在。有证据表明，恰当地使用封闭剂可能会使龋坏停止形成静止龋，因为它切断了窝沟中微生物的营养供应。窝沟封闭剂可以是不透明或半透明材料，可以含填料或不含填料。不透明的封闭剂会掩盖边缘渗漏，对检查下方龋坏造成干扰，但在临床复查时比半透明材料更易于被发现。

Ⅱ型：如果发现有脱矿的窝沟，且患者属于龋高风险人群，建议进行窝沟牙釉质活检。许多调查显示，龋齿范围比临床照片上预期的要大得多。如果发现病变在牙釉质中已被去尽，术者可以在这个阶段停下来，用酸蚀加复合树脂粘接修复，表面覆盖窝沟封闭剂，延伸到相邻的窝沟中。

Ⅲ型：如果牙釉质活检发现龋坏仅延伸到牙本质，但没有侧向扩散，则可以使用复合树脂或复合体、窝沟封闭剂对窝洞及相邻的窝沟进行酸蚀和修复，或者也可以在 牙合 面窝沟封闭修复前使用玻璃离子水门汀来修复窝洞。需要注意的是，应该使用阻射性水门汀，以避免在以后的放射检查中混淆。研究表明，这些修复体产生的微渗漏最小。

Ⅳ型：当对可疑窝沟的检查显示，在咬合面的局部区域，龋损已经深入到牙本质中，洞的边缘很可能处于咬合接触区。在这种情况下，建议牙医使用后牙的混合填料复合树脂来进行充填修复。缺失的牙本质可以用阻射性玻璃离子水门汀修复，这种水门汀可与牙本质粘接，释放氟化物，并具有与缺失的牙齿结构相似的热膨胀系数。然后可以使用酸蚀加复合树脂粘接修复剩余的窝洞。最近的观点主张在不需要衬洞或垫底的情况下修复窝洞。对牙本质和牙釉质进行酸蚀，并在窝洞修复前涂上一层粘接剂，然后用混合填料复合树脂斜形分层修复。这项技术的缺点是，在将来去除充填修复体时，没有标记来提示临床牙医其已接近牙本质。相邻的窝沟可通过窝沟封闭剂来防止进一步的龋损。

循证口腔医学

经验丰富的牙医应该从修复体的预期寿命和临床使用的便利性两方面来评价各种修复方式的价值。应当期待一些使用寿命更久的新型充填修复方式。

尽管封闭剂修复体可能会使窝沟区域损失一部分牙体组织，但充填窝沟封闭剂以使它们继续发挥良好的功能是非常简单的。小型复合树脂充填体的存在也不会影响窝沟封闭剂的固位力。

总结

只有利用所有恰当的方法进行诊断后，才能确定窝沟龋的治疗方案。探诊并不是一种可靠的方法，而且可能会对牙齿造成损伤。

对窝沟龋的准确诊断对于临床牙医来说是一项挑战。

最好的诊断方法是：

- 清洁和干燥牙面后放大进行视诊
- 透照法
- 龋易感患者的牙釉质活检
- 咬翼片——一种对隐匿性牙本质龋的有效筛查方法
- 电子诊断方法的使用可能是一个有用的辅助手段

窝沟龋可以使用多项技术进行修复，可使用粘接性牙色充填材料的封闭剂充填修复。当遇到窝洞较大且几乎波及所有窝沟区域的情况时，可使用更传统的直接和间接修复。

国际龋病分类和管理系统

2002年，来自多个国际中心的学者开发了一个系统，用于评估龋齿探查和诊断，并创建国际龋齿检测和评估系统（ICDAS）。该小组合并一些现有的龋齿分类系统，其中一些涉及视诊评估和组织学验证，提出了国际龋齿分类和管理系统（ICCMS）的综合龋齿分类系统。该分类有7个等级：

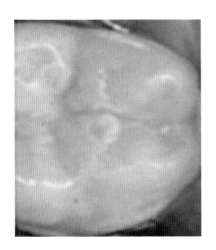

等级0：在清洁和干燥牙面5秒后观察，无明显龋坏迹象的健康牙齿表面。

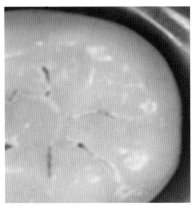

等级1：牙釉质最先出现的视觉变化。可能是指在牙菌斑滞留区可见的不透明区域或变色，例如邻间隙、颈缘或窝沟表面处，经过长时间干燥后可以看到变色，呈白色或棕色。

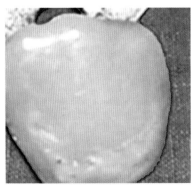

等级2：牙釉质中明显的视觉变化，即使牙齿湿润时也能看到。

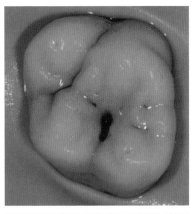

等级3：即使牙齿表面湿润，也可观察到牙釉质局部损坏，但无法观察到潜在牙本质受累，WHO的一种球形末端探针可探查到表面缺损。

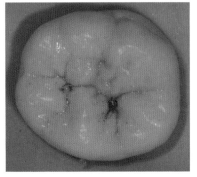

等级4：牙釉质表面下的牙本质可见暗影，WHO的一种球形末端探针可探查到表面缺损。

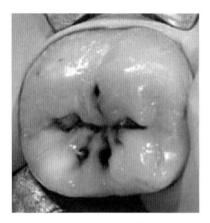

等级5：牙本质中可见明显窝洞，探针可明确牙本质受累。

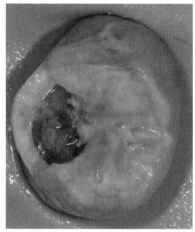

等级6：广泛而明显的开放窝洞，可见牙本质，且一半以上的牙面受到波及，探针可明确牙本质受累。

使用封闭剂修复技术修复牙齿的临床指南

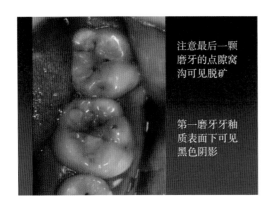

注意最后一颗磨牙的点隙窝沟可见脱矿

第一磨牙牙釉质表面下可见黑色阴影

此病例显示两颗下颌磨牙有严重的窝沟龋。

注意，在最后一颗磨牙上可以看到染色和脱矿，而另一颗磨牙的牙釉质表面下可见黑色阴影。

很难准确诊断窝沟龋。

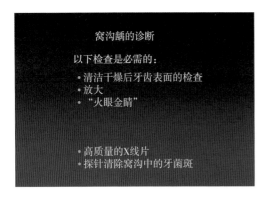

窝沟龋的诊断

以下检查是必需的：

· 清洁干燥后牙齿表面的检查
· 放大
· "火眼金睛"

· 高质量的X线片
· 探针清除窝沟中的牙菌斑

在做出诊断之前，应该彻底清洁牙齿，以便进行视诊。

除非是为了清除窝沟中的牙菌斑，否则不建议使用探针。

放大可提高操作人员的诊断能力。

X线片仅用于排除隐匿性龋，即在看似完好无损的牙釉质下的大范围牙本质病变。

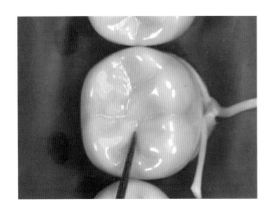

假设在这颗树脂牙中，远中窝沟有脱矿，而近中窝沟有一染色和脱矿区域。

近中窝沟不仅有脱矿，其附近牙釉质下也可见变色。

这颗牙齿的X线片可能显示这一区域牙釉质正下方有一个小的透光区。

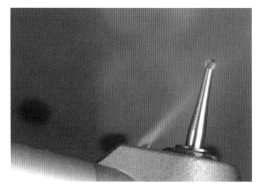

利用小球钻进行牙釉质活检。

图中所示为直径0.8mm的圆形F/G钨钢球钻。

它与转速为450000~500000r/min的气动涡轮手机配合使用。需要喷水以冷却钻针及牙齿，并保持检查部位清洁、无碎屑。

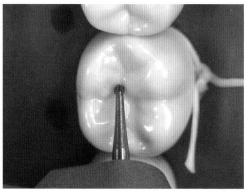

在低速手机上使用L/G圆形钨钢钻头，可去除更近髓腔的釉牙本质界周围的龋坏。

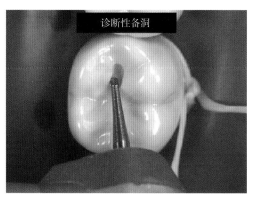

诊断性备洞

假设在此病例中，远中窝沟有一脱矿病变，但在牙釉质中已被磨除。

通常我们会发现随着牙釉质活检向釉牙本质界进行，病变逐渐变小。

此时适合使用封闭剂修复，而不需要像银汞合金充填修复时进一步扩展至牙本质。

使用粘接性充填材料进行修复，洞形预备局限于牙釉质即可。

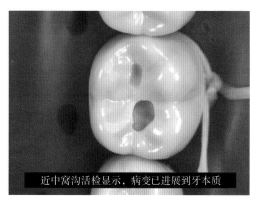

近中窝沟活检显示，病变已进展到牙本质

对近中窝沟的检查显示，窝沟内的脱矿已经进展到牙本质。

一旦龋损在牙本质中形成，病变就会沿着釉牙本质界向牙本质扩展，从而逐渐破坏牙釉质表面。

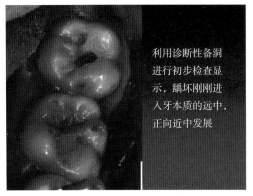
利用诊断性备洞进行初步检查显示，龋坏刚刚进入牙本质的远中，正向近中发展

在此病例中，出现了与上文中树脂牙相同的情况。

注意最后一颗磨牙上两个窝洞的近中已被染色的牙本质。

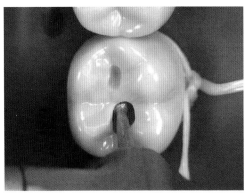

在低速手机上使用L/G圆形钨钢钻头，可去除更近髓腔的釉牙本质界周围的龋坏。

钻针在釉牙本质界处仔细、全面地去除所有的染色和脱矿组织。

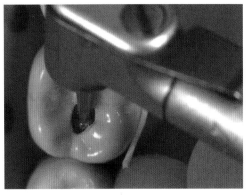

可能需要经常中断磨除过程以检查釉牙本质界是否存在染色。可使用三用枪头中的压缩空气辅助检查。

需要定时清理窝洞。

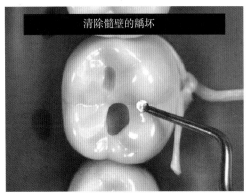
清除髓壁的龋坏

遵循龋洞预备的原则，从髓壁去除龋坏。

可以使用手用器械，例如左图中的挖匙。

记住，低速钻针也可能会去除完好的牙本质。

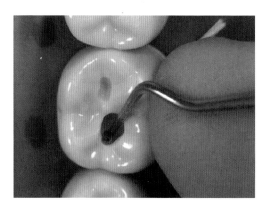

将尖锐的切割刃放在龋齿病变中央，对窝洞的侧壁进行刮除。

这可以有效去除变性的牙本质基质。

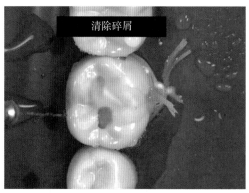

清除碎屑

在制备洞形的最后阶段，冲洗窝洞以清除碎屑。

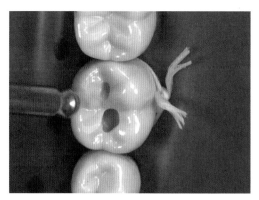

吹干但不能使牙本质完全变干，因此，干燥阶段不应超过3秒。

然后就可以检查窝洞。

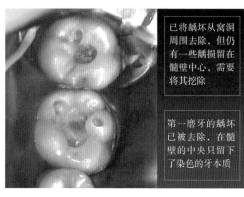

已将龋坏从窝洞周围去除，但仍有一些龋损留在髓壁中心，需要将其挖除

第一磨牙的龋坏已被去除，在髓壁的中央只留下了染色的牙本质

已将活动性龋坏从龋齿周围和底部去除。

无论是通过肉眼观察，还是利用探针检查，周围均无龋损。

髓壁上可见一些染色的牙本质，但探诊是坚硬的。

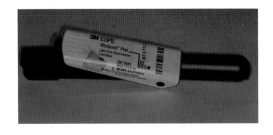

在窝洞底部放置一层L/C玻璃离子洞衬。它的优势在于：

　　*黏附在洞底牙本质表面

　　*释放氟化物

　　*可与覆盖的复合树脂化学粘接

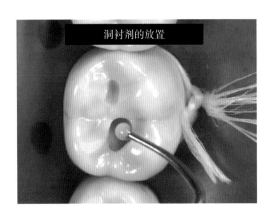

洞衬剂的放置

通过混合注射器将两种糊剂1∶1混合，得到油状混合物。

利用PF10器械的球形尖端将材料置于窝洞中。

只有较深的近中窝洞需要进行衬洞。

在现在的一些操作中，不放置洞衬剂，而是直接将复合树脂粘接到酸蚀后的牙本质上。

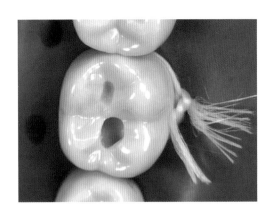

利用该器械将材料涂抹在近中窝洞髓壁的牙本质上。

在这张图片上很难分辨，因为它的颜色与树脂牙的颜色相似。

应注意确保材料远离牙釉质和窝洞边缘。

如果材料残留在窝洞边缘，可能会逐渐溶解，导致修复体周围发生微渗漏。

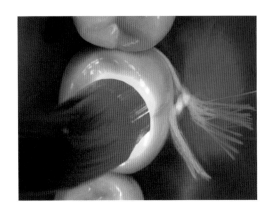

当暴露在波长为470nm的可见蓝光下时，该材料自由基会通过聚合反应固化，从咬合面光照20秒可确保其充分固化，应始终遵循制造商的说明书进行操作。

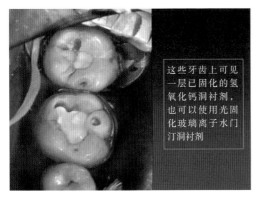

这些牙齿上可见一层已固化的氢氧化钙洞衬剂，也可以使用光固化玻璃离子水门汀洞衬剂

作为替代，可以使用可固化的氢氧化钙水门汀。

此病例显示了这种材料的颜色与牙本质的颜色存在明显差异。

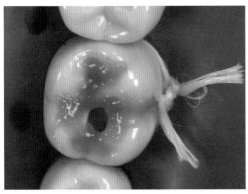

现在可以使用复合树脂进行窝洞充填，需要通过酸蚀以实现充填材料的微机械锁扣。

第一阶段是将酸蚀凝胶放在牙釉质上**至少**15秒，但不超过30秒。该凝胶含有36%正磷酸。

由于窝沟封闭剂需要应用于所有相邻的窝沟，因此整个窝沟和牙釉质壁上覆盖着对比明显的有色酸蚀凝胶。

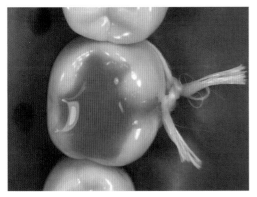

然后，在酸蚀过程的第二阶段，可将凝胶覆盖在牙本质和近中窝洞的洞衬剂上，**最长**15秒。

可以看到凝胶已充满较深的近中窝洞。

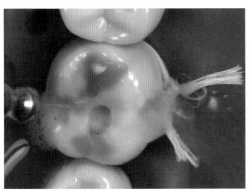

下一步是使用三用枪头冲洗、去除凝胶。

先用水轻轻地去除酸蚀剂，避免它溅到周围组织上。

当去除大部分凝胶后，就可以加压，利用水雾冲洗。

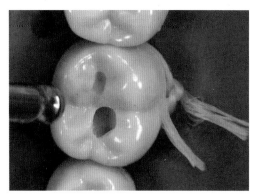

仔细吹干窝洞，但确保牙体组织并未完全脱水后，检查窝洞以确认牙釉质变成白垩色。

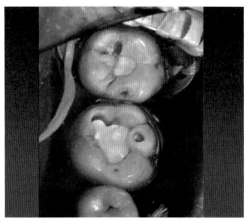

酸蚀后，必须确保牙釉质呈白垩色或磨砂外观。如果在天然牙牙釉质上未见白垩色或磨砂外观，需要重复上述酸蚀过程。

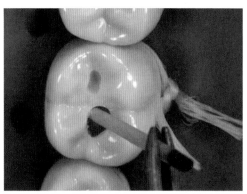

涂抹粘接剂，静置30秒，以使其渗透到牙本质小管和牙釉质形成的小孔中。

可以使用小毛刷将粘接剂涂布在窝洞侧壁和髓壁上。

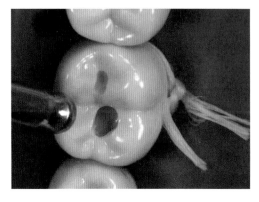

30秒后，使用三用枪头将粘接剂轻轻吹干。

这样可以去除粘接剂中的丁醇溶剂。

注意，此过程中，轻吹即可。

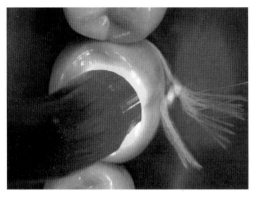

树脂需要光固化10秒。

切记，不要直视这种高强度的光源，因为这样可能会对视网膜造成损害。

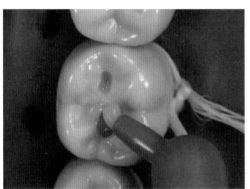

每个阶段应只充填和固化少量的复合树脂材料。

大多数制造商建议每层充填的材料≤3mm。将颜色匹配的材料从小注射头中挤出，第一次充填放置在两个窝洞中较大的一个中。

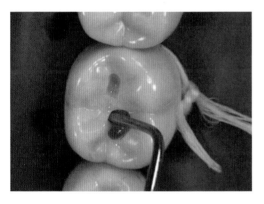

随后用球形末端的充填器填压于窝洞的洞底和侧壁上。

最好使用有聚四氟乙烯涂层的器械，可防止材料黏附器械而脱落。

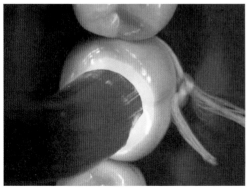

在固化过程中，因为复合树脂材料会向有着最大粘接强度的表面方向进行收缩，所以会向牙釉质方向收缩。

应该从多个方向固化复合树脂材料。

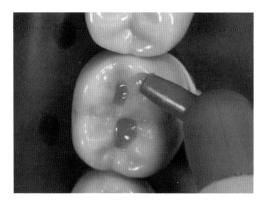

充填另一个增量的一些复合树脂并进行塑形。位于牙釉质层较小的窝洞可行一次性充填修复。

斜形逐层充填对于拾面小窝洞的充填修复是比较困难的。

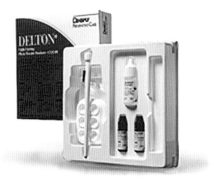

将窝沟封闭剂涂布于复合树脂修复体及其所有邻近的窝沟。这样可有效防止龋病进一步发展。

复合树脂将细菌封闭在窝沟中，这可以防止它们利用饮食中的碳水化合物产生有机酸。

来源：经Dentsply Sirona许可出版。

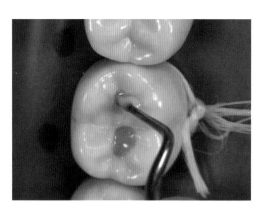

这种窝沟封闭剂可以归类为非充填材料，由于内含物中仅含有0.5%的TiO_2而呈白色。可用小挖匙均匀地将窝沟封闭剂沿窝沟进行涂布，避免产生气泡。

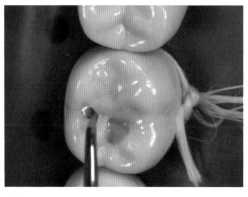

进一步将窝沟封闭剂覆盖所有的点隙窝沟并扩展至牙尖斜面的一半。同时因为下颌牙的颊沟和上颌磨牙的腭沟也是易患龋的部位，所以也应该覆盖此处。

视频5.1。

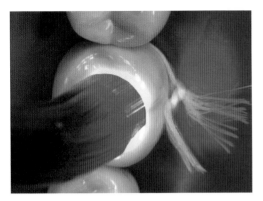

该材料与复合树脂的光固化方式相同。

过度固化并不会影响复合树脂材料的性能，需要警惕的是固化不足。

建议复合树脂材料固化40秒。

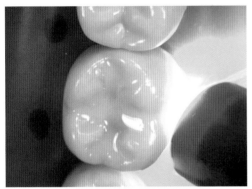

封闭的颊沟或腭沟要单独光固化40秒。

光固化灯光引导头应尽可能接近材料表面但不接触。

光强度与其到表面的间距的平方成反比。

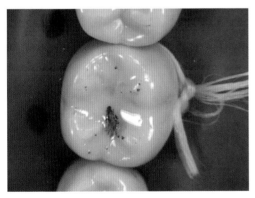

临床病例中，应去除橡皮障，并用咬合纸检查咬合情况。咬合高点应根据需要进行调整，使患者在上下牙咬合时无干扰即可。

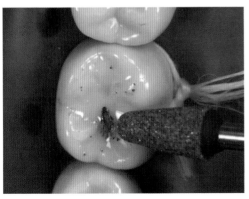

可以用砂石或细粒度的金刚砂车针进行调𬌗。

如果只有封闭剂存在𬌗干扰点，可以使用含有研磨性二氧化硅颗粒的棕色橡胶车针进行调整。

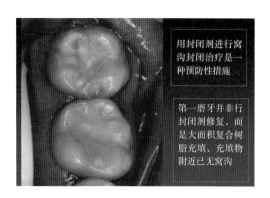

用封闭剂进行窝沟封闭治疗是一种预防性措施

第一磨牙并非行封闭剂修复，而是大面积复合树脂充填，充填物附近已无窝沟

如图所示的临床病例中，已完成牙齿修复、移除橡皮障。

这种较美观的微创修复方式可以与大面积直接充填修复进行对比。

后牙复合树脂修复的临床指南

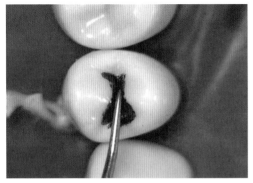

着色区域表示龋坏在牙齿表面下釉牙本质界的扩展范围。牙科探针指示了窝沟形态。着色区域表示近中窝沟在釉牙本质界处2mm宽的龋损。病变在窝沟的中央和远中变窄。窝沟近中部分下方的病变扩展至牙本质下2mm，其余窝沟下的病变仅扩展至牙本质。

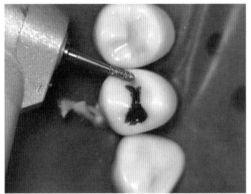

气动涡轮手机使用的是圆头柱状裂钻（以45000～500000r/min的转速运行）。

钻针切入牙体组织时会产生热量，因此必须喷水冷却车针。水柱方向应指向钻针的尖端。

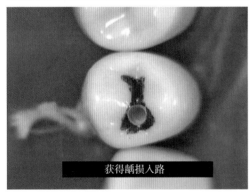

获得龋损入路

通过龋损最严重的部分进入牙本质获得最初入路。在此病例中，在𬌗面窝沟的近中形成入路。

钻针应与牙体长轴保持平行，并与切磨的牙尖尖端成直角。

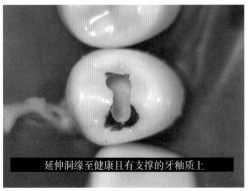

延伸洞缘至健康且有支撑的牙釉质上

窝洞应沿着窝沟的龋损部分进行最小限度的扩展，以暴露整个龋损范围。

此时，窝洞的扩展应限制在钻针的宽度范围内。

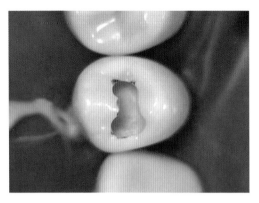

龋损在牙本质内向近中扩展，远远超过窝洞边缘，导致釉牙本质界下方窝洞面积更大。

与银汞修复的洞形不同，复合树脂修复的窝洞洞面角不是那么严格，并且不需要预备机械固位形。

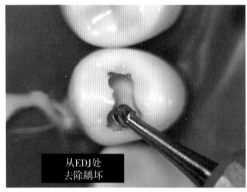

从EDJ处
去除龋坏

使用装有大号球钻的低速弯机去除剩余的龋坏。它以低于1000r/min的转速运行，无须水冷却。

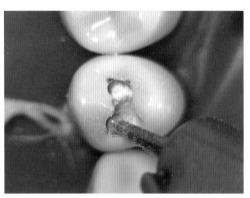

首先将车针沿着釉牙本质界进行预备，这个阶段应选择能适应窝洞的最大号车针。

可见大量的牙本质碎屑，需要经常使用三用枪头将其冲走。

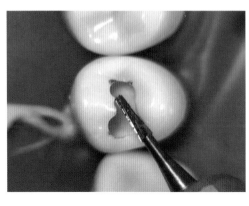

为了清楚地检查是否有残留的龋坏，应将窝洞冲洗干净并轻轻吹干。

仔细检查窝洞边缘是否有健康但无支撑的牙体组织。

在弯机中使用裂钻来精修洞缘。平切或横切的裂钻均可。

横切裂钻比平切裂钻切削力强，但会使表面更粗糙。

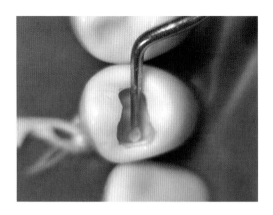

可以使用挖匙去除窝洞深处的剩余龋坏。由于窝洞四周的龋坏已经用球钻去除干净，因此挖匙应从窝洞的中心向四周平稳地轻轻刮动。

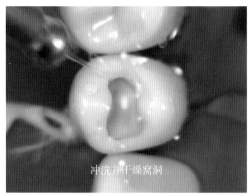

冲洗窝洞是窝洞预备的最后一步。

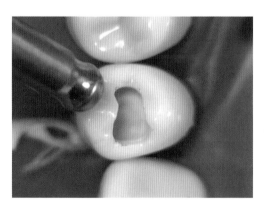

吹干时不要过度干燥牙本质。这个窝洞非常大，但对于之前从未定期进行过专业口腔检查的患者来说，这也在临床牙医的预期内。

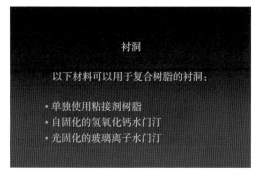

衬洞

以下材料可以用于复合树脂的衬洞：

• 单独使用粘接剂树脂
• 自固化的氢氧化钙水门汀
• 光固化的玻璃离子水门汀

现代牙科实践中，许多操作者在窝洞中不再放置牙科水门汀衬洞，而是利用粘接剂树脂渗透封闭牙本质小管。

另一些操作者更倾向于在复合树脂修复体下方使用玻璃离子水门汀或自固化的氢氧化钙水门汀。这可在修复体需要更换时作为可见的分界线。

禁止使用含有丁香酚的材料，因为它会使树脂基质塑化并影响固化。

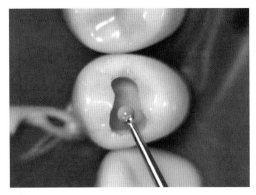

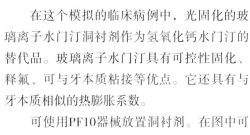

在这个模拟的临床病例中，光固化的玻璃离子水门汀洞衬剂作为氢氧化钙水门汀的替代品。玻璃离子水门汀具有可控性固化、释氟、可与牙本质粘接等优点。它还具有与牙本质相似的热膨胀系数。

可使用PF10器械放置洞衬剂。在图中可见器械上的材料呈小球状。

▶ 视频5.3。

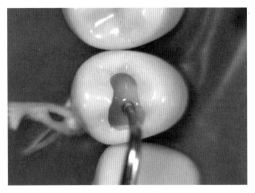

沿窝洞髓壁涂布洞衬剂，不要抬起器械。通过这种方式洞衬剂可均匀地涂布在整个牙本质面上。

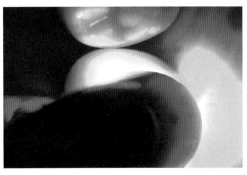

洞衬剂使用波长为470nm的可见蓝光固化。建议固化30秒。

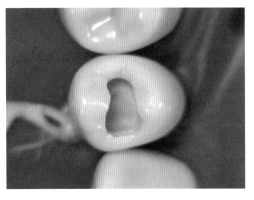

固化后的洞衬剂很难被辨别，因为它固化后的颜色与牙齿颜色相似。可固化氢氧化钙水门汀，因为它与牙本质的不透明颜色形成鲜明对比，所以更容易看出来。

在窝洞底可以看到放置好的固化水门汀。

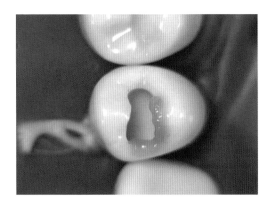

酸蚀

酸蚀（36%磷酸）可使
复合树脂与牙釉质和
牙本质结合

- 从酸蚀牙釉质开始
- 酸蚀不短于15 秒
- 用小号钝头注射器将酸蚀剂沿牙釉质边缘
  涂布

　　酸蚀剂覆盖包括牙本质在内的所有窝洞
区域。

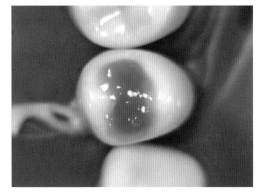

　　酸蚀剂以这种方式覆盖所有表面后，酸
蚀不超过15秒。

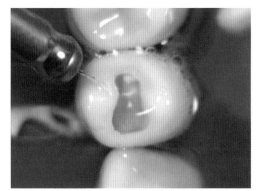

　　窝洞的冲洗时间应至少与酸蚀时间相同。
　　开始冲洗时仅用三用枪头的水流冲洗，
避免酸蚀剂溅到术者和患者身上。
　　然后用水气混合进行冲洗以更有效地去
除磷酸凝胶。

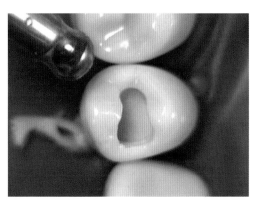

　　干燥窝洞，但注意不要让牙本质脱水。
干燥时间限制在5秒内。

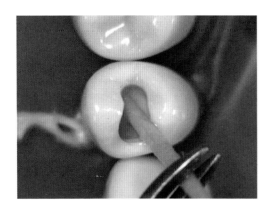

可以使用小毛刷或一段根管纸尖涂抹粘接剂。

粘接剂可涂布于玻璃离子水门汀洞衬剂和牙釉质、牙本质洞壁上。

放置30秒使其渗透到孔隙和牙本质小管以实现微机械固位。

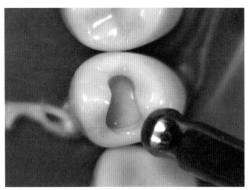

轻吹去除丙酮或酒精溶剂，从而在牙齿上留下活性有机树脂。

许多粘接剂还含有纳米填料以改善其物理性能。

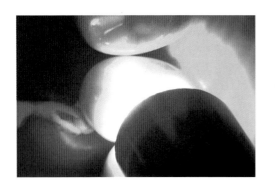

使用波长为470nm的可见蓝光固化粘接剂。固化10秒以达到与牙齿结构的最佳结合。

不要直视这种光线，可能会造成视网膜损伤。

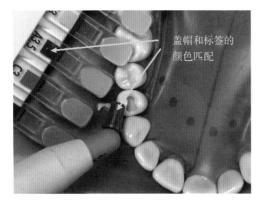

混合填料型复合树脂用于后牙修复。它可以装在一次性使用的小胶囊中，也可以装在大注射管中，挤在纸垫上使用。

有多种颜色可供选择；标签上的颜色编码与胶囊上的盖帽相匹配。

这里选择的是红色盖帽的A3.5色号。

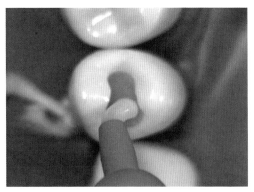

复合树脂应每次逐层充填3mm厚的树脂材料。

复合树脂材料的首层充填应覆盖洞底并顺应牙体组织形态。

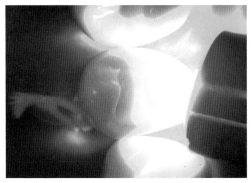

逐层充填后逐层光固化40秒。

在固化过程中，复合树脂将向具有最大粘接强度的表面收缩。

通常对牙本质粘接强度为20～25MPa，对牙釉质粘接强度＞30MPa。

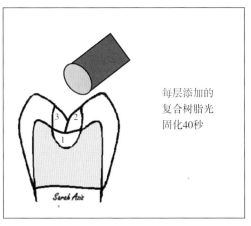

每层添加的复合树脂光固化40秒

此图显示了如何逐层充填复合树脂以减小聚合收缩。聚合收缩会使洞缘产生微小缝隙而形成微渗漏。

第二层和第三层是斜形逐层充填，所以它们只与一侧洞壁和第一层树脂接触。

聚合收缩的方向朝向洞壁。

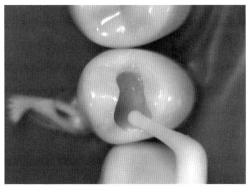

如图所示，第二层复合树脂充填在窝洞的腭侧。

在此阶段，应注意确保材料没有碰到颊侧壁，避免在聚合过程中存在边缘微渗漏的风险。

视频5.4。

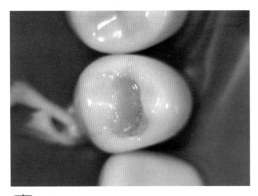

第三层复合树脂充填在窝洞的颊侧。充填和固化过程与上述相同。

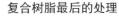 视频5.5。

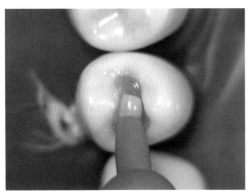

最后可能会充填一小层材料以获得良好的修复体𬌗面外形。用于充填复合树脂的器械有很多，树脂的塑形得益于器械各自的形状以及摆脱材料的黏附特性。

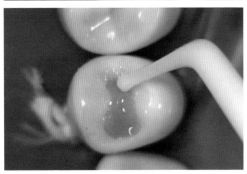

聚四氟乙烯涂层工具可减少复合树脂对其表面的黏附。

注意，少量多余的材料已经覆盖到咬合面牙釉质上。这给抛光增加了难度。

理想的充填修复标准是材料不超过窝洞的洞缘。

复合树脂最后的处理

可立即进行修形和抛光。

- 先使用抛光轮，也可以使用细粒度金刚砂或碳化钨车针
- 再使用抛光颗粒浸渍的橡皮杯、橡皮盘或橡皮尖以获得最终光泽

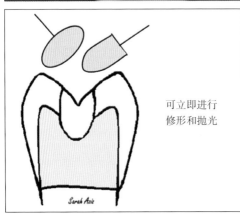

可立即进行修形和抛光

Sarah Aziz

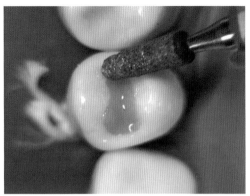

初期可以使用低速弯机和磨石去除洞缘周围牙釉质表面多余的材料。这个过程会粗化复合树脂和牙釉质表面，同时根据需要，也可以重建修复区域的解剖特征。

也可以使用高速细金刚砂或多槽碳化钨车针，但不易实现对切割的精细控制。

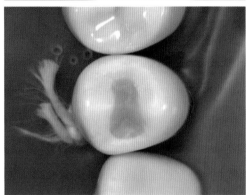

使用旋转器械完成外形修整后，修复体表面呈亚光状态。

在这个阶段，由于恢复了解剖外形，可以清楚地看到窝沟形态，特别是Y形边缘溢出沟。

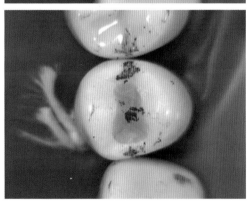

在临床操作中，需要移除橡皮障，并使用咬合纸检查咬合情况。可能需要使用旋转器械进行调整，以确保新修复体上没有早接触。

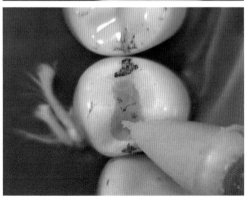

然后使用弯机和橡皮尖、橡皮盘和橡皮杯，以常规转速对修复体表面进行抛光。

不要施加太大的压力，因为牙髓过热可能导致术后疼痛。

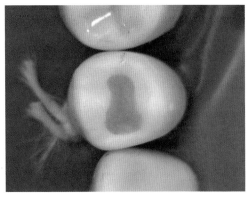

现在可以看到非常光滑的表面。

当探针从牙釉质移到复合树脂并再回到牙釉质表面，应该感觉不到修复体边缘的存在。

如果听到或感到卡顿，应使用旋转器械对该区域重新修形和抛光。

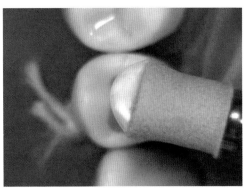

一些复合树脂的抛光系统包含细或超细抛光膏。使用这些材料可以将修复体表面抛光至高光泽，特定的抛光杯与这些材料配合使用。使用弯机以常规速度抛光修复体表面。

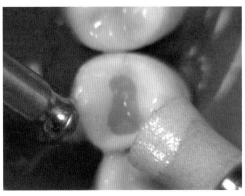

牙齿、修复体和抛光杯在使用超细抛光膏之前要彻底冲洗干净。

使用方式与之前相似，轻压且速度适中。

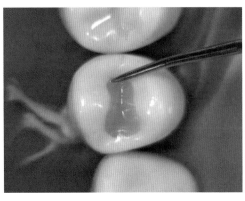

抛光完成后，再次使用探针探查修复体边缘。探针应从修复体表面移到牙齿表面，然后再到修复体表面。

如果探针可以探查到任何修复体边缘，则应将其清除以防止修复体边缘变色。

完成的修复体具有良好的解剖形态和光泽的表面。

临床病例

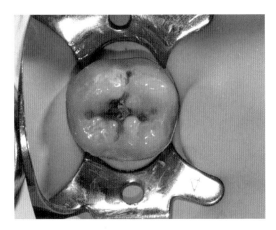
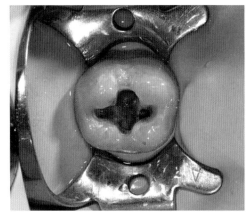
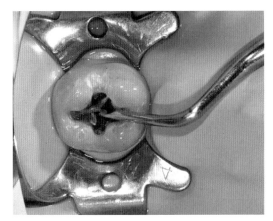
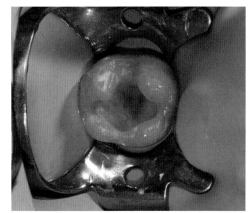
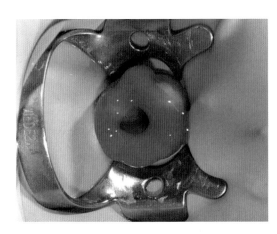
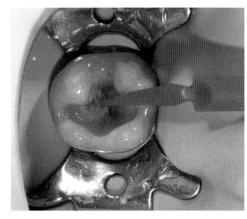

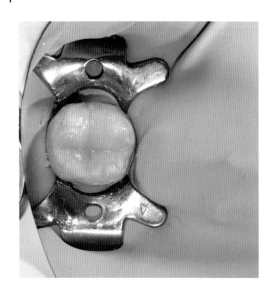

下颌第二磨牙的充填修复治疗。

来源：经Osama Alkhatib博士许可出版。

参考文献

[1] Chu, C.H., Lo, E.C.M., and You, D.S.H. (2010). Clinical diagnosis of fissure caries with conventional and laser-induced fluorescence techniques. *Lasers in Medical Science* 25: 355–362.

[2] Gomez, J., Zakian, C., Salsone, S. et al. (2013). *In vitro* performance of different methods in detecting occlusal caries lesions. *Journal of Dentistry* 41: 180–186.

[3] Ismail, A.I., Sohn, W., Tellez, M. et al. (2007). The International Caries Detection and Assessment System (ICDAS): an integrated system for measuring dental caries. *Community Dentistry and Oral Epidemiology* 35: 170–178.

[4] Lussi, A. (1993). Comparison of different methods for the diagnosis of fissure caries without cavitation. *Caries Research* 27: 409–416.

[5] Opdam, N.J.M. and Bronkhorst, E.M. (2010). Loomans BAC12-year survival of composite vs. amalgam restorations. *Journal of Dental Research* 89 (10): 1063–1067.

[6] Pit and fissure sealants evidence-based guidance on the use of sealants for the prevention and management of pit and fissure caries. University College Cork, funded by the Health Research Board 2010. https://www.ucc.ie/en/media/research/ohsrc/PitandFissureSealantsFull.pdf

[7] Pretty, I.A. (2006). Caries detection and diagnosis: novel technologies. *Journal of Dentistry* 34: 727–739.

[8] Schwendicke, F., Frencken, J.E., Bjørndal, L. et al. (2016). Managing carious lesions: consensus recommendations on carious tissue removal. *Advances in Dental Research* 28 (2): 58–67.

[9] Selwitz, R.H., Ismail, A.I., and NB, P. (2007). Seminar Dental caries. *Lancet* 369: 51–59.

[10] Zandoná, A. and Zero, D.T. (2006). Diagnostic tools for early caries detection. *Journal of the American Dental Association (Chicago, IL)* 137 (12): 1675–1684.

第6章
后牙邻面修复
Posterior Approximal Restorations

    Ⅱ类洞龋损可能会扩展到前磨牙和磨牙接触点的龈方。这些区域在牙齿上形成天然牙菌斑滞留区，牙菌斑可能在此发展和成熟。单纯刷牙不能去除这些区域的牙菌斑，因此需要使用牙间隙清洁工具。其中最常见的包括牙线和牙间隙刷，例如TePe间隙刷。牙菌斑利用饮食中的精细碳水化合物产生一系列有机酸，这些有机酸逐渐使牙釉质脱矿，从而形成龋洞。但早期龋损不能直接被观察到，只能在高清晰咬翼片上才能检查出来（图6.1）。

图6.1　这张咬翼片显示之前充填修复过的下颌第一磨牙的近中面有一个较大的龋损。在35牙的远中，也有一个局限于牙釉质的早期龋损。

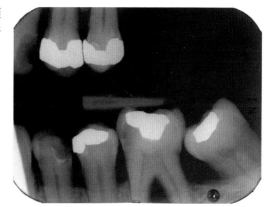

    Ⅱ类洞龋损的处理方式取决于病变进展的阶段。当病变局限于牙釉质时，应采取预防措施阻止病变继续发展。这不仅包括正确的刷牙方式，还包括使用牙间隙刷或牙线。此外，应降低患龋风险，并使用含氟牙膏、含氟漱口水和专业含氟涂料来增加氟化物的局部应用。必须定期对所有的早期病变进行专业检查。一旦病变进入牙本质、邻接面出现龋洞，就需要进行临床干预，并加强患者的预防性家庭护理（图6.2）。

A Practical Approach to Operative Dentistry, First Edition. Gordon B. Gray and Alaa H. Daud.
© 2021 John Wiley & Sons Ltd. Published 2021 by John Wiley & Sons Ltd.
Companion website: www.wiley.com/go/gray/operative-dentistry

Ⅱ类洞病变的分类

➢ E_1 龋病局限在牙釉质外1/2
➢ E_2 龋病局限在牙釉质内1/2
➢ D_1 龋病进入牙本质≤0.5mm
➢ D_2 龋病进入牙本质>0.5mm
　　但距离牙髓>0.5mm
➢ D_3 龋病距离牙髓≤0.5mm

图6.2　Foster分类表明，与较浅的牙本质病变相比，92%的D_2龋损在3年内持续进展。

Foster LV, 1998

　　准确诊断后牙邻面是否出现龋洞是临床牙医面临的一个挑战，但这是临床干预的主要指标。实现准确诊断的方法之一是使用正畸弹性分离器暂时分离相邻牙齿，并使用轻体硅胶材料取印模（图6.3）。

　　如果邻面还没有形成龋洞，在X线片上发现的白垩色病变可以通过有机树脂渗透处理。这种诊断方法虽然技术敏感性低，但操作起来比较困难。首先必须酸蚀表面，

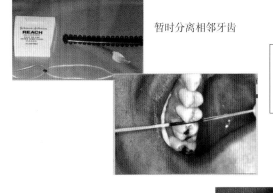

暂时分离相邻牙齿

放置正畸分离器以打开接触区并用印模记录邻面牙齿形态。

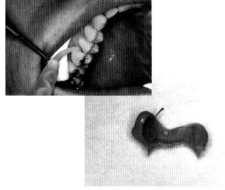

在分离的牙齿间注入轻体硅胶印模材料，凝固后取出并检查有粗糙度或龋洞的区域

图6.3　邻面龋的诊断较困难，最好通过分离牙齿并用印模记录牙齿表面形态进行诊断。来源：经L.V. Foster博士许可出版。

然后在树脂充填和固化之前使用无水酒精干燥病变。这种方法与行殆面窝沟封闭相似，此外，树脂将充满龋损内的孔隙。

许多临床技术可用于邻面龋的直接修复。包括传统的双面或三面洞修复体合并咬合面鸠尾。当殆面窝沟没有龋坏时，可以使用自固位性盒状洞形或隧道修复技术。

隧道修复技术

隧道修复技术可以保留后牙的边缘嵴，这样可以防止牙齿强度降低并防止将来造成牙尖缺失。从殆面，有时也从颊舌面进入龋损。玻璃离子水门汀是隧道修复技术优选的粘接材料，因其具有化学粘接性，而且可以释放具有抗龋作用的氟离子。隧道修复技术仅适用于未破坏边缘嵴完整性的较小病损，否则可能导致牙折。建议剩余的边缘嵴应至少有1.5mm的宽度和深度，以提供足够的强度。在隧道的预备过程中，可能产生邻牙的医源性损伤。微小的窝洞应使用牙科放大镜来预备。

去除边缘嵴

通过边缘嵴进入邻面龋损仍然是治疗Ⅱ类洞龋损最常用的方法。有经验的临床牙医通常在相邻牙齿间插入木楔来预分离该区域。这不仅使橡皮障远离洞形预备，还能在修复完成和移除楔子时获得更紧密的接触点。

将钻针放在接触区中心部位边缘嵴的内侧来预备龋损入路。这样，钻针外侧细薄的牙体组织能避免损伤邻牙。随后，可以使用锋利的牙釉质凿折断薄弱的牙釉质。窝洞的颊壁、舌壁及龈壁应没有无基釉，因其可能会在修复体充填和行使功能的过程中折裂。这将导致修复体产生微渗漏且预期寿命变短。保守地预备牙体组织和避免削弱牙齿强度是至关重要的。如果殆面窝沟没有龋坏，那么窝洞设计就应避免预备殆面并应使用自固位性盒状洞形。窝洞的宽度取决于龋损的大小和无基釉的去除。窝洞边缘在邻面和龈方远离邻牙，这有利于牙医使用器械操作和患者的清洁。颊舌侧边缘不应过度扩展。

Ⅱ类洞可以使用银汞合金或复合树脂修复。银汞合金可与粘接技术一起使用，然而后者通常用于树脂材料的修复。将修复体粘接到窝洞的优点是可以降低因预备固位形而削弱牙齿强度后容易导致牙折的风险。

非粘接的银汞合金在窝洞预备上需要设计机械力学特征以实现足够的固位，修复体必须有足够的固位力以避免在咬合方向上的移位。虽然平行的洞壁将提供充足的固位，但也可通过倒凹来增强固位力。另外，修复体必须能够抵抗侧向移位，这可以通过窝沟区域制备鸠尾或在侧壁制备固位沟来实现。

粘接固位的修复体有不同的洞形设计，因为复合树脂使用酸蚀技术粘接到窝洞表面，因此不需要预备倒凹机械固位形。它利用牙釉质酸蚀后的孔隙或开放的牙本质小管产生微机械固位。但是预备具有抗力形和固位形的窝洞仍然是有利的，因为这将保护由微机械固位所产生的粘接。将复合树脂粘接到窝洞也可以保护牙釉质的轻微薄弱区。

衬洞

对于在修复体下方是否使用垫底或衬洞材料，存在不同的意见。之前，将垫底或衬洞放置在金属修复体下方充当隔热屏障。如今，继Minimata协议限制银汞合金使用后，更多的是放置树脂基充填材料。因此，一些学者建议不使用衬洞材料。因为粘接剂会进入并密封牙本质小管，可以防止小管内液体流动和洞缘周围产生微渗漏。然而，一些学者仍然主张使用洞衬剂，因为它们可以作为更换旧修复体时靠近牙本质的视觉提示。如果在Ⅱ类洞中放置衬洞材料，在窝洞的龈壁边缘至少留有1mm不得覆盖衬洞材料，以确保形成良好的粘接和抗微渗漏能力，防止产生牙齿敏感和继发龋。轴壁和牙髓之间的牙本质厚度通常小于髓壁的牙本质厚度，因此轴壁衬洞更常见。更重要的是使轴髓线角圆钝，以避免应力集中导致修复体峡部折裂。此外，放置的衬洞材料不能妨碍任何机械固位功能。

成形片

后牙修复时很难形成紧密的接触区。通常需要利用成形片来恢复邻面外形。使用银汞合金作为修复材料时，可以将其填压到窝洞中来提高接触区的紧密性。如果使用复合树脂则不能填压。用于修复后牙的复合树脂具有黏性，然而它们的最终形状将由所用的成形系统决定。

应使用薄的成形片来帮助形成触点，成形片通常由金属或透明塑料制成。金属成形片更坚硬，所以可以更容易地进入邻间隙，并且可以使用磨光器将其压向邻牙。另外，透明聚酯成形片能使光线通过，从而促进复合树脂固化。金属和塑料成形片的横截面可以是平的或带弧度的。显然，带弧度的成形片能更好地形成解剖外形。

成形片配合楔子协助固定以避免在龈壁和成形片之间形成间隙。否则材料充填后会形成悬突并妨碍牙菌斑控制。木制或塑料楔子均可使用。一些塑料楔子可以从其侧面反射光线以帮助龈壁周围充填材料的固化。

修复完成

银汞合金修复体的修形和抛光方式与复合树脂修复体大不相同。

少量的银汞合金充填窝洞后，将边缘嵴雕刻到与邻牙相同的高度。用探针在成形片内侧形成合适的殆外展隙。然后移除成形片，并使用银汞合金雕刻刀（例如Half-Hollenbach）去除多余的材料，使器械的锐利面平行于牙尖斜面，从远离边缘嵴处进行雕刻以免未凝固的银汞合金断裂。最后，形成边缘Y形的溢出沟以引导食物离开接触区。用干或湿棉球抹平表面。随后可以使用各种形状的多槽金刚砂车针调磨，并用橡胶尖浸渍氧化锌粉和酒精的混悬液进行抛光，在修复体表面产生高度反光的Beilby热溶层。

复合树脂修复体抛光的不同之处在于，必须使用气动涡轮手机和金刚砂或碳化钨钻针去除多余的已固化材料。这个过程存在使牙釉质表面变粗糙的风险。成形片在保护邻牙的同时也可以帮助恢复良好的边缘嵴形态。去除成形片后，可以使用一系列金刚砂和碳化钨车针或锥形白打磨石恢复咬合面的解剖结构。然后，可以使用一系列含有氧化铝或工业金刚砂抛光碟和抛光尖来抛光表面。修复体的表面可以使用金刚砂抛光膏进行抛光，使其具有光泽。

广泛缺损修复

大的多面龋洞可能由未经治疗的龋齿边缘嵴和牙尖破坏造成，或是由大面积充填修复的牙齿中薄弱牙尖的破裂造成。问题在于如何修复如此大的龋洞。

这样的牙齿需要仔细评估，并且应该"**证明（PROVE）**"支持进行新的修复。

P即牙周：实行口腔基础牙周检查（BPE）和牙周袋6个位点的探查测量。如果龋洞的边缘位于龈下，可建议实施牙周手术，使边缘位于龈上。

R即修复情况：通过咬翼片和根尖X线片对牙齿进行评估，以了解龋齿的范围及其与牙髓的接近程度。如果需要根管治疗，根尖X线片可以显示牙根的数量及其弯曲程度。

O即咬合：应检查并在必要时调整上下牙在牙尖交错位和侧向咬合运动的咬合情况，以避免有损害的咬合力。研究模型在这方面很有帮助。

V即活力：敏感度测试将显示牙齿是否因之前的修复或龋坏的数量和程度而丧失活力。拍摄根尖X线片观察是否有根尖区的改变，或者是否曾接受过根管治疗。

E即牙髓病学：应使用根尖X线片评估既往根管治疗的质量。如果证实有明显缺陷或牙齿有牙髓来源引起的症状，则应采用根管再治疗。

旧修复体应该分割成不同的部分后从窝洞中去除。这有助于避免在磨除修复体时造成牙体组织不必要的去除。将釉牙本质界的龋坏去除干净，近髓的深龋应该小心处理，避免露髓，这可以通过去除软化牙本质来完成。由于脱矿先于细菌侵入，如果去净软化牙本质会导致露髓，则可以保留少量软化牙本质。这个区域应使用氢氧化钙间接盖髓，可以促进牙髓形成修复性牙本质。

应仔细评估选择修复的材料，如果窝洞周围有牙釉质，复合树脂将是一个很好的选择，因为它可以利用微机械固位来增加修复体固位和支持少量无基釉。而银汞合金可使用倒凹、槽状、固位沟和牙本质钉固位。最后可以通过冠修复获得进一步支持。

在过去10年中，牙本质钉的使用显著减少，因为人们发现，在其放置期间或之后可能会有许多问题。通常，每个缺失的牙尖必须放置1枚牙本质钉，且必须避开髓角或根分叉区上方的区域。牙本质钉的插入会削弱剩余的牙体组织和修复体的强度。固位钉的深度一般为2.5mm，应超过釉牙本质界下至少1mm。固位钉的直径随钉的尺寸而变化，但一般为0.5~0.7mm。钉孔应与牙齿的外表面平行，以免造成牙髓或牙周膜穿孔。因其有较高的技术敏感性和较多的术后并发症，所以临床牙医更倾向于用倒凹、固位沟以及粘接进行固位。

总结

- 打开接触区很重要，因为这是牙菌斑的滞留区
- 窝洞的内线角应该圆钝，避免应力集中和修复失败
- 去除无基釉，以长期保持修复体的完整性
- 窝洞预备时应注意保护邻牙
- 经常检查洞形设计，确保修复牙齿的材料有足够的抗力和固位

使用自固位性盒状洞形修复邻面龋的临床指南

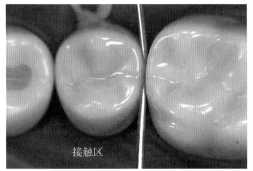

在接触区两侧的外展隙放置探针，可以清楚地看到接触区的宽度。

龋病始于接触区下方的白垩斑。探针显示病变可能始于滞留区内。

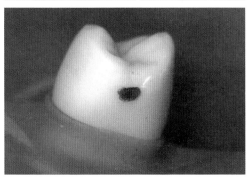

着色部分代表龋损，位于釉牙本质界，宽2mm，集中于接触点下方。窝沟未见龋坏。

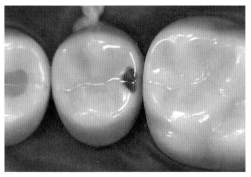

边缘嵴上的着色区域为需要去除的牙齿结构，由此进入位于其正下方的龋坏。

窝沟没有龋坏时，无须为了获得近中龋坏的入路或增加充填材料的固位而磨除健康牙体组织。

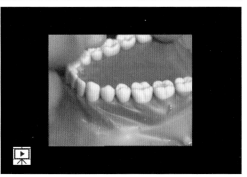

用F/G小球钻去除边缘嵴上的着色区域。图中所示的钻针是带有切削刃的碳化钨车针，但金刚砂车针也同样适用。钻针安装于固定转速为450000r/min的气动涡轮手机。

视频6.1和视频6.2。

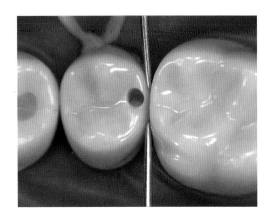

钻针在接触区的中间向下预备，到达龋损龈方水平（~3mm）。

必须在边缘嵴内进行预备，以免损伤邻牙。

钻针最初穿透的部位应延伸到龋损水平。

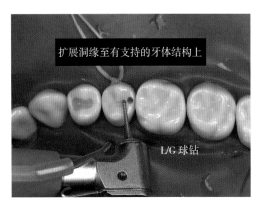

扩展洞缘至有支持的牙体结构上

L/G 球钻

为避免窝洞的过度预备，接下来可使用低速旋转器械。

球钻可向下移动至龋坏处，并将邻面的牙釉质边缘预备至像纸一样薄，便于使用手用器械将此处无支持的牙体组织折断。

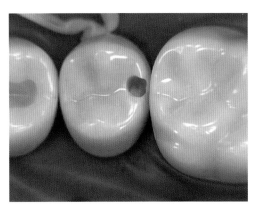

图中可见窝洞向龈方扩展及其边缘和远中变薄的牙釉质。

临床上，如果病变已形成龋洞，在远中壁的中间可能会看到一小块开放的龋洞。

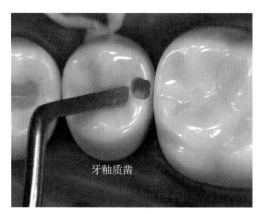

可用牙釉质凿去除无基釉，以避免损伤邻牙。

如果损伤邻牙牙齿表面，可能会很快发生新的龋损。

有些牙医使用金属成形片保护邻牙，但成形片很容易被旋转器械损坏。

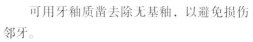 视频6.3。

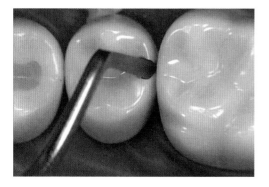

用牙釉质凿施加适度的压力，可见部分远中壁已折裂。

牙釉质凿锋利的前缘会使无基釉或薄的牙釉质折裂。

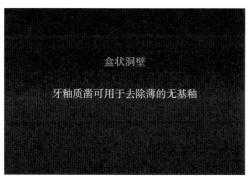

盒状洞壁

牙釉质凿可用于去除薄的无基釉

在小的盒状洞形中使用旋转器械可能会损伤邻牙。

可使用牙釉质凿的切割刃去除无基釉。刀刃的曲线应与正在预备的洞壁相适应。

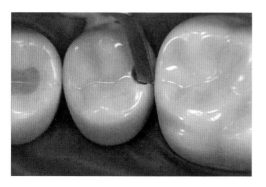

用牙釉质凿的另一端预备对侧洞壁。

切割刃较长的一侧朝向牙齿的外表面，弯曲的一侧朝向所预备的洞壁。

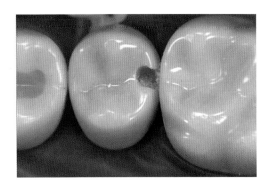

这样就可预备出一个较窄的盒状洞形，几乎与邻牙表面相接。其洞面角应约为90°，以确保窝洞周围不存在无基釉。

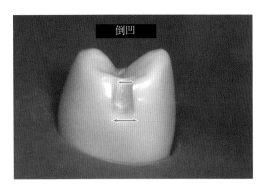

这是牙齿的近中面观，显示了盒状洞形的倒凹，其殆方宽度小于龈方。

此时，盒状洞形的龈壁是圆形的，与龋损的形状一致，龈壁底部仍然可能存在脱矿。

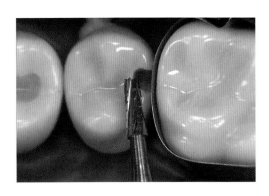

有些牙医在预备龈壁时使用不锈钢成形片保护邻牙。

洞壁和洞底应光滑，以实现充填材料与窝洞严密贴合。

前磨牙牙冠为锥形，其窝洞的龈壁边缘与邻牙分界清晰。如图所示，锥形裂钻用于将洞底预备平滑。

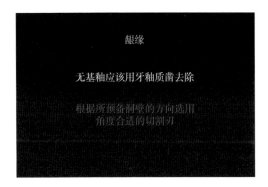

由于颈部1/3釉柱的天然排列方向，即使当龈壁与牙长轴成直角时，也会存在无基釉。

使用牙釉质凿时，应与器械弯曲的弧度相协调，在龈壁上进行扫的动作，切割刃的尖端朝向软组织。

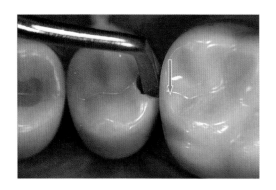

如图所示，牙釉质凿正扫向牙齿的腭侧，去除龈壁上的无基釉。

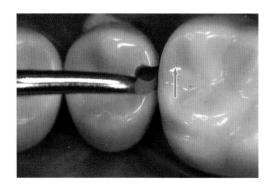

牙釉质凿的另一端向相反的方向弯曲，扫向颊侧。

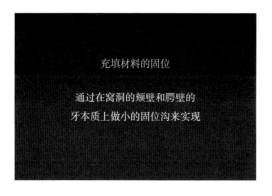

窝洞可以用复合树脂或复合体进行充填修复，但如果使用非粘接性材料，则在设计洞形时需考虑固位因素。

侧壁的牙本质上可以预备固位沟。

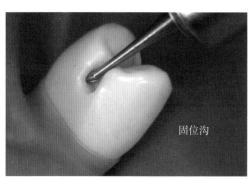

使用安装在低速手机上的小球钻预备固位沟。

固位沟位于牙本质内，但不应过深，以免在侧壁形成无基釉。

视频6.4。

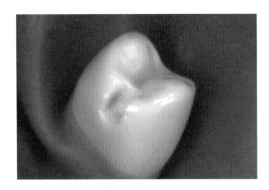

图中可见在盒状洞形腭侧壁上预备的固位沟的位置和形状。

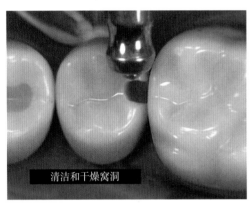

清洁和干燥窝洞

窝洞预备的最后阶段包括彻底清洁和干燥窝洞，并仔细检查牙釉质边缘和牙本质表面是否有脱矿的迹象。

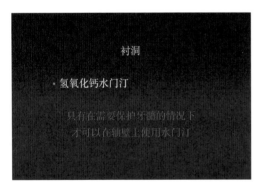

衬洞

·氢氧化钙水门汀

只有在需要保护牙髓的情况下
不可以在轴壁上使用水门汀

衬洞可以保护牙髓免受化学和温度刺激。

在这个步骤中，使用的是氢氧化钙水门汀，也可使用光固化玻璃离子水门汀。

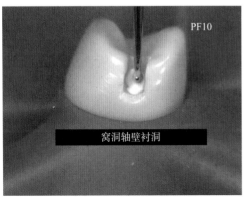

PF10

窝洞轴壁衬洞

将水门汀混合并用PF10器械的球形末端传递到窝洞内。该材料仅用于邻面窝洞的轴壁，不可用于牙釉质边缘，因为材料会发生溶解从而导致充填体边缘出现缺陷，进而引起敏感、继发龋和牙髓疾病。

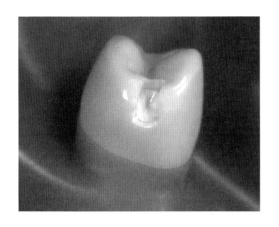

必须使用锐利的挖匙去除涂布至窝洞边缘或进入固位沟的衬洞材料。

衬洞材料未覆盖殆面的牙釉质壁。

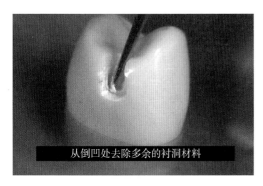

从倒凹处去除多余的衬洞材料

侧壁、倒凹和龈壁处多余的衬洞材料可以用锋利的器械去除，例如图中所示的直角探针。

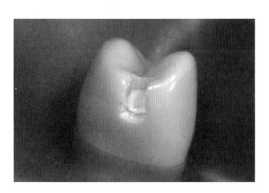

龈壁没有多余的衬洞材料，可与充填材料形成良好封闭。

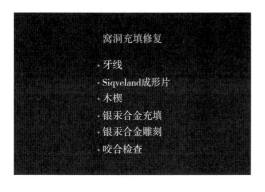

图中所示为窝洞充填修复和修整的各个阶段。

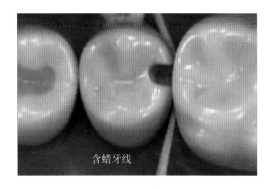

放入牙线，其位置应低于盒状洞形的龈壁。

稍后可用于去除窝洞龈方多余的银汞合金。

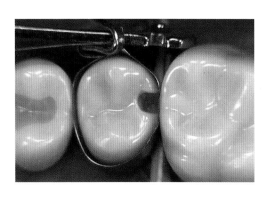

将Siqveland成形片和成形片夹（固位器）放置到牙齿上，栓扣向龈方收紧，使成形片变窄，更好地贴合外展的牙齿外形。也可以用一次性成形片。

从牙齿腭侧插入木楔，使成形片更紧密地贴合龈方牙齿结构，并防止多余的材料从龈壁边缘挤出。

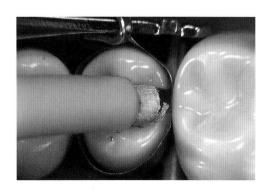

使用输送器将第一层少量银汞合金送入窝洞内。

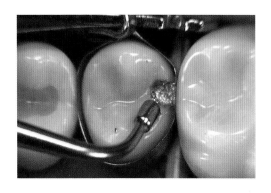

使用银汞合金充填器将材料压向窝洞龈壁。必须选择足够小的器械以到达窝洞底部。

银汞合金充填可用以下两种方式进行：
• 垂直加压
• 水平轻扫

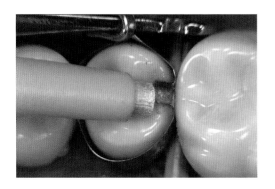

去除挤压后含汞较多的表层，并进一步逐层少量充填窝洞。

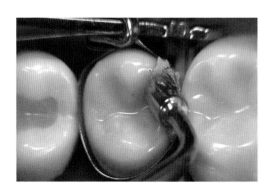

重复加压，直到窝洞略微超出牙面。

将充填头与牙尖斜面平行放置，压实最后一层银汞合金。

开始进行充填体的最终塑形。

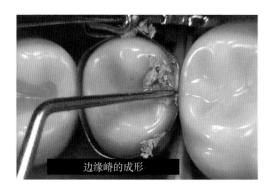

边缘嵴的成形

使直角探针与成形片内面成45°角来进行边缘嵴的成形。

使用器械去除成形片内部多余的材料。

确保边缘嵴的高度与邻牙边缘嵴的高度相近——避免形成向上的台阶，否则会形成咬合高点，并在行使功能时发生折裂。

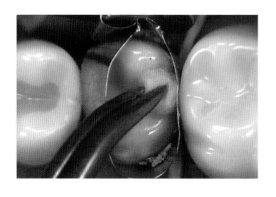

取出木楔，松开成形片。

小心地移除成形片。因为在材料凝固之前，压力过大可能会使银汞合金折裂。此时，用一个小棉球支撑充填体的边缘嵴，可将折裂的风险降到最低。

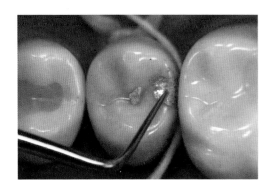

根据牙齿的表面解剖结构雕刻充填体的
𬌗面。

图中所示为Half-Hollenbach雕刻刀。刀
刃锋利的一面与相邻的牙釉质表面平行，将
多余的材料从边缘嵴处去除。

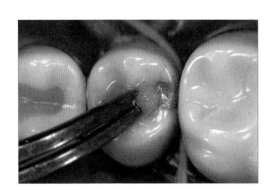

用小棉球擦拭充填体表面，使之光滑。

对于抛光银汞合金表面最合适的方式，
存在一些争议。一些牙医更习惯使用湿棉
球，而另一些牙医则主张使用干棉球。最
近，还有一些牙医认为一小块卷起的薄纸效
果最好。

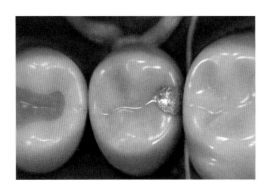

用牙线清扫充填体的龈方，以去除多余
的材料。

切勿将牙线从牙齿的接触点向上提起，
因为这可能导致：
•刚放置的银汞合金充填体发生折裂
•邻接不良

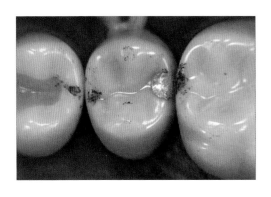

用咬合纸检查咬合。

对𬌗的牙尖会接触到边缘嵴，因此应嘱
患者轻轻闭合，直到达到第一次咬合接触。

这样可以避免刚放置的银汞合金充填体
发生折裂。

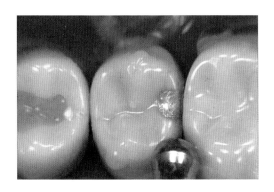

用三用枪彻底清洗接触区。

图中所示为未累及窝沟的邻面龋的保守性修复。

使用复合树脂充填修复Ⅱ类洞的临床指南

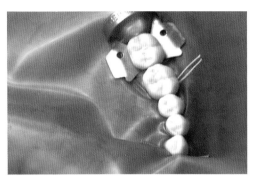

下颌第一磨牙共有5个牙尖，颊侧有3个牙尖。

殆面窝沟形态复杂。

相邻牙的边缘嵴通常位于相近的水平，除非在同一象限内较近中的牙齿拔除后牙齿倾斜，或是失去对颌牙后牙齿伸长。

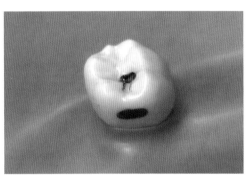

这颗牙齿上的颜色表示位于釉牙本质界的龋损。

牙齿近中面的龋损已进展到牙本质下约1mm处。

该殆面的龋损也已侵入牙本质中约1mm，其与近中边缘嵴之间的窝沟龋坏刚刚到达釉牙本质界。

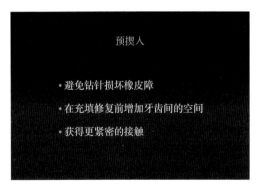

在牙齿间放置楔子有许多优点，因为它可以保护橡皮障在备洞过程中免受损坏。

楔子还能将牙齿分开，略过量地恢复邻接，从而在充填完成和移除楔子后，获得更紧密的接触。

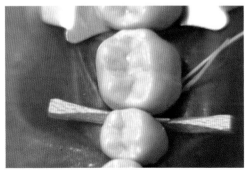

如图所示，从舌侧和颊侧各插入1块大木楔。

这样能够在两颗磨牙之间留出一点空间。

在牙周组织健康的情况下，每颗牙齿都只能根据牙周膜的厚度发生移动。

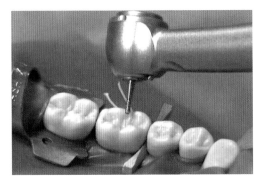

使用安装在气动涡轮手机上的F/G圆头柱状金刚砂车针预备窝洞。

图中钻针型号为544，直径为1mm。

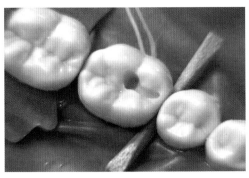

钻针首先进入龋损的主要部位，其牙釉质表面看似完整。

然后，钻针沿着近中沟向边缘嵴扩展至有邻面龋的位置。此时，钻针应该正好进入牙本质，深度约为2mm。

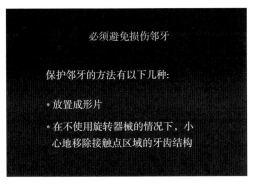

用牙釉质凿折断邻面进而打开邻接是避免损伤邻牙的最好方法。

如果制备邻面，放置成形片能够保护邻牙免受钻针造成的轻微损伤。

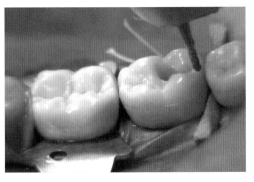

钻针预备至窝洞的近中区域，并向位于接触区中央的龋损处扩展。钻针的尖端在这个位置与龋损接触，并应通过龋损进入更靠近龈方的健康牙齿结构上。

然后，以短距离摆动的方式来移动手机，形成一个圆形的底壁。盒状洞形的洞壁可形成倒凹，其龈壁附近较𬌗方更宽。

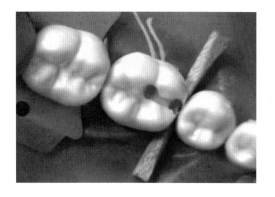

当牙釉质表面很薄时，使用手用器械就可以很容易地将其去除。

可以使用牙釉质凿，其锋利的前缘可以劈开釉柱。

图中可见近中牙釉质的薄边已经折裂，在盒状洞形的两边留下无基釉。残留的无基釉会在行使功能时折裂，留下修复缺陷。

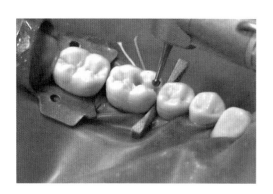

在釉牙本质界，沿盒状洞形的龈壁和侧壁去除牙本质中的龋损。

在这一阶段必须小心，避免对邻牙造成医源性损伤。

这一步骤甚至可能会在盒状洞形的颊侧壁和舌侧壁产生更多的无基釉。

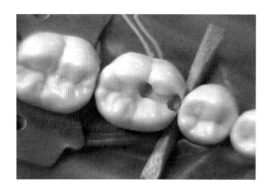

如图所示，已去除龋坏，但盒状洞形的龈壁和侧壁仍可见无基釉。

必须去除无基釉，窝洞边缘的釉柱才能垂直于牙面，并为充填材料提供有利的洞面角。

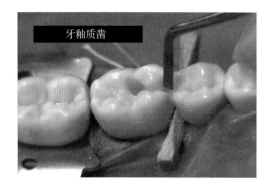

牙釉质凿

使用牙釉质凿的锋利切割刃去除薄的无基釉。

施加在牙釉质上的压力很容易去除这些薄的结构。

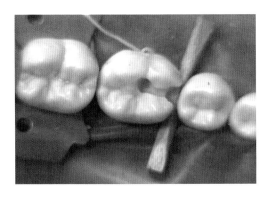

已去除无支持的牙体结构。此时，邻面洞壁与接触区分离。

洞壁可以向两侧充分扩展，以便牙刷清洁充填材料与周围牙釉质的交界处。

在此病例中，龋损的大小决定盒状洞形的宽度，应比最小宽度略宽。

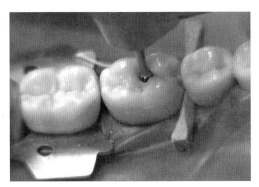

从𬌗面龋坏较深部分的边缘开始去龋。

可使用转速约为3000r/min的低速球钻去龋。在这种速度下无须喷水。

应去除釉牙本质界处所有的染色区域和软龋。

需时常停下来检查釉牙本质界，确保其没有染色，并且探诊质硬。

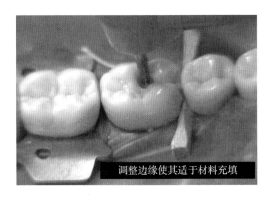

调整边缘使其适于材料充填

然后用图中所示的裂钻修整𬌗面洞外形。

应确保窝洞边缘适于放置充填修复材料。

窝洞的边缘应连续，从一个区域可平滑地过渡到下一个区域，没有尖锐的棱角。

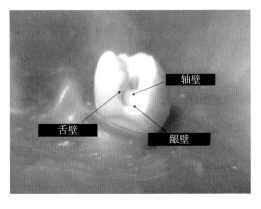

轴壁

舌壁

龈壁

图中所示为盒状洞形的近中面。龈壁为圆形，盒状洞形在龈方更宽，从而提供机械固位。

轴壁将龈壁连接到窝洞𬌗方的髓壁。洞壁连接处应平滑圆钝，以避免应力集中，并最大限度地增加修复材料在这一区域的厚度。

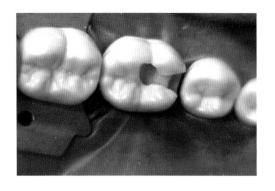

外形线已修整平滑，相邻区域的交界处无集中应力的锐利线角。

在峡部（𬌗面鸠尾与盒状洞形之间的较窄区域）不可存在锐利的线角。这一区域承受的应力最大，如果此处太薄，常会发生充填体折断。

只有窝洞很深时，才需要衬洞。接下来将使用牙本质粘接剂封闭牙本质小管。

来源：经Dentsply Sirona许可出版。

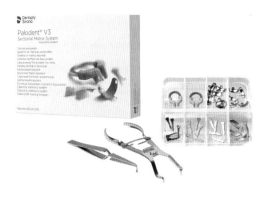

在洞壁缺失的区域需要成形片来容纳修复材料。

如图所示的Palodent成形片系统是分段式成形片，使用BiTine环将成形片固定在适当的位置。

该系统提供了类似天然牙的外形，以便更好地恢复接触区和外展隙。

来源：经Dentsply Sirona许可出版。

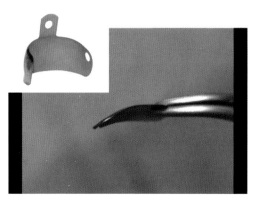

图中显示了分段式成形片系统的铝箔成形片。使用BiTine环将成形片固定在牙齿上。有5种尺寸的铝箔成形片和2种尺寸的BiTine环供牙医选择。成形片的侧面和𬌗龈方向都为凸面外形，便于重建邻面接触区，获得更符合解剖学的邻面外形。其𬌗方的凸起处便于放置成形片，可压向并贴合于邻牙的𬌗面。

来源：经Dentsply Sirona许可出版。

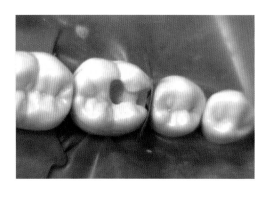

取下用于分离牙齿的楔子后，立即将成形片插入牙齿之间。

选择尺寸合适的成形片，插入龈壁以下的位置。在成形片上方𬌗面附近的区域形成边缘嵴，并与邻牙边缘嵴的高度一致。

来源：经Dentsply Sirona许可出版。

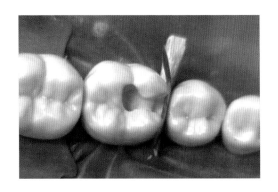

重新插入楔子，使分段式成形片在窝洞龈方与牙面贴合，同时使成形片保持正确的位置，以形成边缘嵴。

来源：经Dentsply Sirona许可出版。

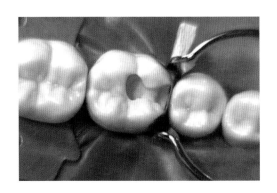

使用钳子放置BiTine环。固位环上垂直伸出的固位臂能够将分段式成形片推向邻面洞两侧的牙面上。

成形片的外形应与邻牙形成良好的接触，同时仍保持天然牙的解剖形态。

如果充填的是MOD三面洞，可以再放置一个成形片和固位环。此时适合使用椭圆形固位环，因其可以覆盖在圆形固位环上。

来源：经Dentsply Sirona许可出版。

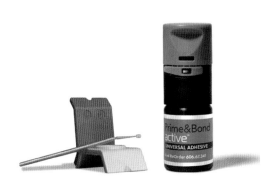

在此病例中，将使用自酸蚀粘接剂来处理牙釉质和牙本质表面。它能够在牙釉质中形成微机械孔隙并渗入其中，也能渗入牙本质中的混合层。

来源：经Dentsply Sirona许可出版。

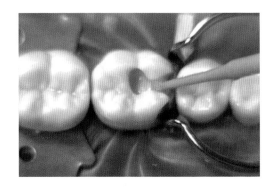

使用小毛刷涂布自酸蚀粘接剂。自酸蚀粘接剂同时酸蚀牙釉质和牙本质，并渗入牙釉质表面的孔隙和牙本质表面的混合层。

作用30秒之后，酸性组分被中和，但渗入的树脂组分可形成微机械固位。

来源：经Dentsply Sirona许可出版。

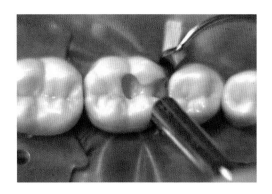

30秒后，用气枪轻吹以使酸性预处理剂中的溶剂挥发。

Xeno的溶剂中含有丁醇，与其他含挥发性丙醇溶剂的材料相比，作用时间更长。

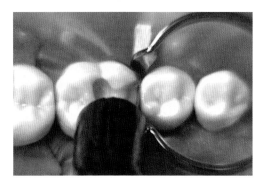

光照固化10秒，形成粘接层。

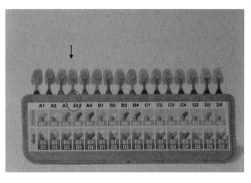

在使用橡皮障之前进行比色，因为牙齿在橡皮障下会变得干燥，颜色变亮。

可以使用Vita比色板，并将比色结果转换成合适的Ceram X瓷纳美复合树脂的颜色。

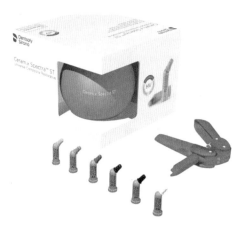

Ceram X瓷纳美是一种纳米混合填料型复合树脂，其填料颗粒大小不一。

大量的填料赋予了它较好的强度、耐磨性和最小的聚合收缩。

来源：经Dentsply Sirona许可出版。

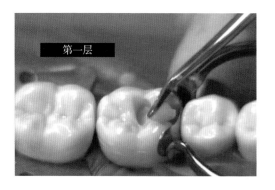

第一层

用塑料充填器将第一层复合树脂放入窝洞，或直接用输送枪注射到窝洞中。

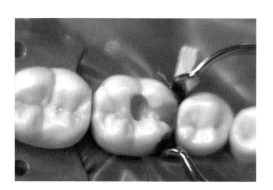

使用球形末端的磨光充填器将复合树脂压向窝洞的龈壁。

这一步骤中，充填材料与龈壁的贴合尤为重要。磨光充填器的球形末端更易于将材料向龈壁压实。

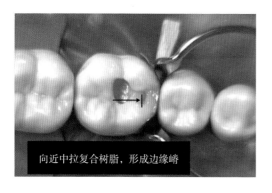

向近中拉复合树脂，形成边缘嵴

使用塑料充填器将充填材料拉向近中的分段式成形片，使其与成形片紧密贴合，同时形成边缘嵴。

形成的边缘嵴应与邻牙边缘嵴的高度协调一致。

将充填材料推向近中仅能形成邻面洞壁，材料与轴壁之间仍为空隙。

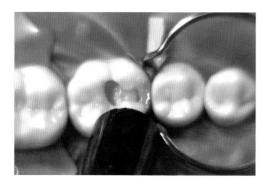

用波长为470nm的可见蓝光固化第一层充填的复合树脂。

应定期检查光固化灯，确保其强度保持在300mW /cm²以上。

当材料聚合时，它会朝向具有最大粘接强度的表面收缩。

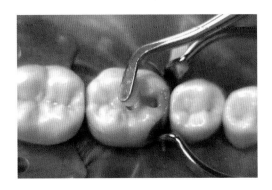

然后，将第二层树脂放入窝洞。窝洞应逐层充填，每层厚度≤2mm，以确保充分、有效的固化。

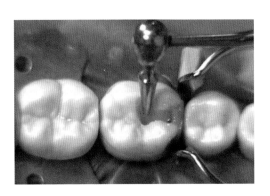

常用P1器械进行树脂斜形逐层充填。斜形充填的树脂不应同时接触窝洞的颊侧壁和舌侧壁，以免聚合收缩将两侧洞壁拉向中间，从而导致"牙尖弯曲"。

这块斜形充填的复合树脂应仅贴合于颊侧壁和髓壁。

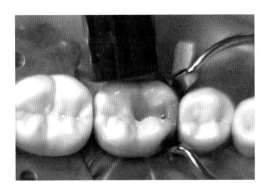

先从颊侧固化，然后从𬌗面固化。两次固化应分别持续40秒。

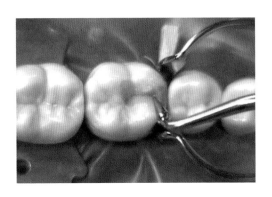

充填第三层，第三层树脂应贴合于窝洞的舌侧壁并斜向压到第二层上。这样可避免充填材料将牙齿的两个壁连接起来。

P1器械的尖端非常适用于"雕刻"窝沟，而器械的侧面则用于牙尖斜面的塑形。

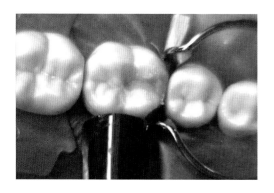

下面是另一种光固化机制，但应从舌侧开始固化。

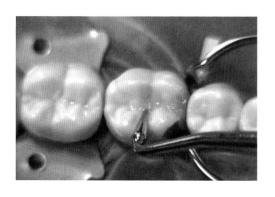

逐渐堆加复合树脂形成最终的解剖形态，以恢复牙齿的原有外形。

P1手用器械是塑形的理想工具。

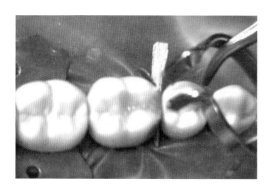

用钳子将BiTine环从牙表面取下，钳子外侧的扁平表面可防止固位环在取下过程中滑脱。

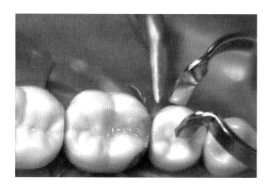

将楔子从邻间隙移除以解除对成形片的挤压。

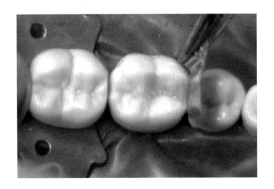

去除楔子后，成形片易于用镊子或止血钳取出。

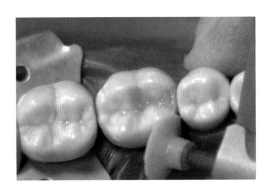

如果在逐层充填复合树脂时足够认真和仔细，最终的修形将会很容易。

用车针对充填体进行修整可恢复解剖外形，但是修整后的表面粗糙，需要进行细致的抛光。

在此病例中，牙齿已经恢复了良好的解剖外形，只需要用抛光车针蘸取抛光膏进行抛光即可。

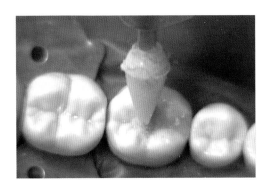

图中所示为圆锥形Enhance抛光尖，非常适用于抛光牙尖斜面及窝沟区域。

开始操作时应用力，随着操作的进行，施加的压力应逐渐减轻。

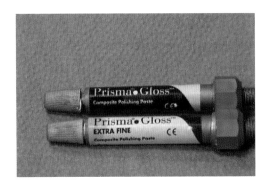

使用"精细"抛光膏和"超精细"抛光膏可使修复体表面光滑且有光泽。

抛光膏只需少量即可，可从管身中挤出少量到纸板上待用。

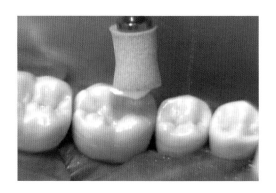

用安装在特殊柄轴上的抛光杯蘸取抛光膏置于牙面上。

抛光杯是一次性的，但其柄轴不是一次性的，柄轴在应用于不同患者之间时应回收并消毒。

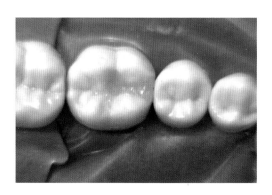

图中可见抛光完成后的牙面带有光泽。

注意邻面接触点的恢复，可用牙线检查邻面接触区恢复情况，确保牙线有阻力地通过邻面接触区。

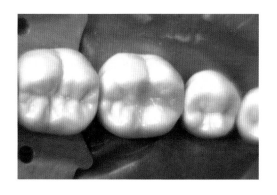

完成后的修复体表面应是光滑的，以防止牙菌斑聚集，应有良好的邻面接触区以防止食物嵌塞。

恢复窝沟及边缘嵴等解剖学特征有助于避免食物进入牙外展隙。

临床病例

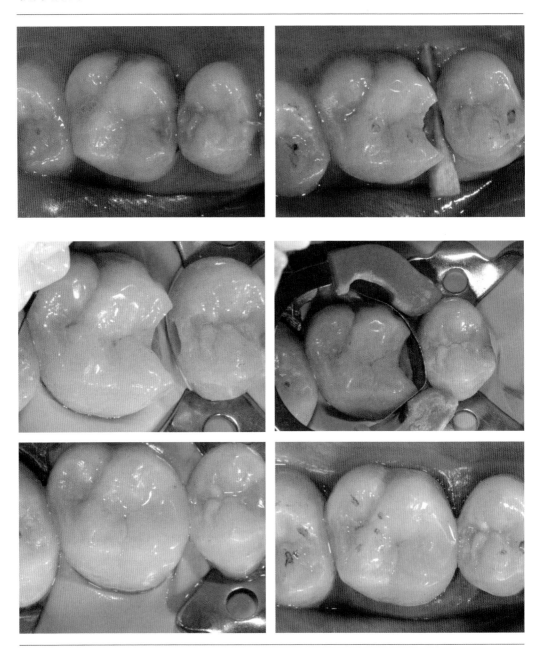

　　在上颌第一磨牙上备洞，可为前磨牙的远中邻面龋提供入路，因此对这些牙齿进行保守性复合树脂充填修复。

　　来源：经Osama Alkhatib博士许可出版。

使用银汞合金充填修复 II 类洞的临床指南

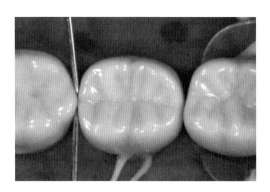

当龋坏发生在牙齿邻面或邻面接触区龈方时，需要制备 II 类洞。图中这两个探针指示的是第一磨牙和第二磨牙之间的邻面接触区和龈外展隙。

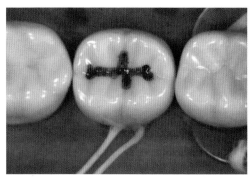

图中染色区域表示釉牙本质界的龋坏范围与窝沟龋有关。二者在牙齿表面上有重叠。

在此病例中，龋坏范围涉及大多数窝沟。

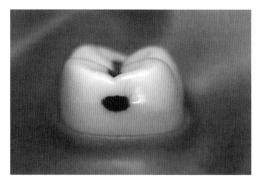

图中显示龋坏发生的范围，从牙本质层内部延伸至牙齿近中面。发生在邻面接触区或邻面接触区以下的龋坏在临床上不能被直接观察到。牙齿近中面的龋坏可能与窝沟龋相通。对于邻牙缺失的牙齿，其牙釉质表面可能会出现龋洞、变白或呈现白垩色（牙釉质白垩斑）。

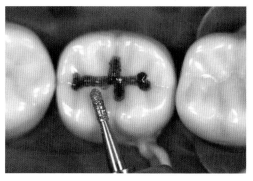

使用气动涡轮手机和带金刚砂涂层的圆头柱状裂钻进行初步的牙体预备，这种车针在高速运转时可以磨除牙体组织，但这个过程会产生热量，应使用冷水进行冷却以保护牙髓。

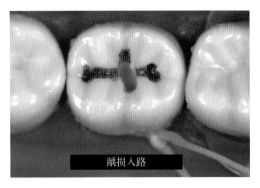

龋损入路

从中央沟处预备进入龋损的入路。洞深要止于牙本质（深度约是车针切割部分的2/3）。

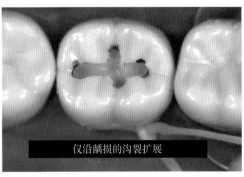

仅沿龋损的沟裂扩展

视频6.5。

洞形要在病损范围内沿窝沟进行扩展。由于车针与殆面之间存在一定的角度，所以在殆面依然可以看到一些染色区域。殆面窝洞的范围应比牙本质中龋损的实际范围小。

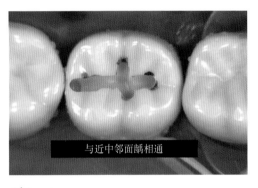

与近中邻面龋相通

视频6.6。

此时窝洞扩展至位于近中边缘嵴下方邻面接触区的中央，此边缘嵴下方邻接点处或其下方是龋损的始发部位。

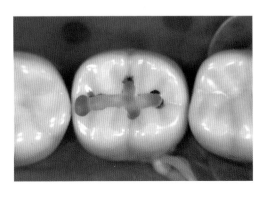

临床上，当车针遇到下方的软龋时，将会"陷入"软化的牙齿结构中。车针形成了进入龋坏牙本质的入路，其位于与邻牙接触点的中央。

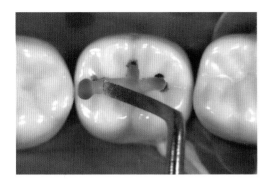

近中窝洞随着车针的进入略微增宽。在最浅的窝沟龋和更深的近中邻面龋之间可见一个台阶。

将邻面的牙釉质边缘预备至像纸一样薄，用牙釉质凿在不损伤邻牙的情况下将触点处的牙釉质折断并去除。如果保留的牙釉质边缘过厚，去除时将会以一定的角度折断，从而影响洞形边缘的完整性。

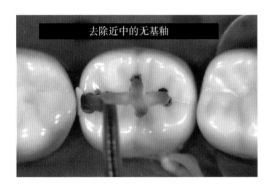

去除近中的无基釉

牙釉质凿放置于窝洞较深的位置。在近中部分施加压力使薄的无基釉在接触点处折断。

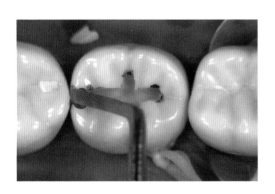

去除了折断的部分，同时没有损伤邻牙。

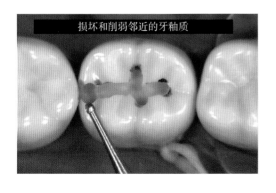

损坏和削弱邻近的牙釉质

窝洞颊侧壁的近中接触区没有完全去除干净，还可能存在脱矿的牙釉质。可以使用低速手机和小球钻或锥形裂钻来去除颊侧壁的无基釉。

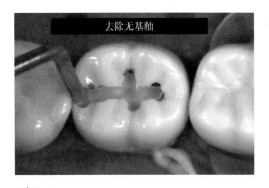

去除无基釉

去除颊侧无基釉后，可以用尖端带有一定角度的牙釉质凿轻轻去除牙釉质。

牙釉质凿的切割刃有一个斜角，其尖端最尖锐的部分应该朝向牙齿的外侧面。

📹 视频6.7。

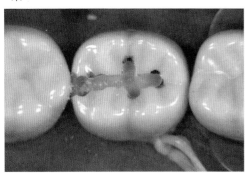

窝洞的宽度主要是由龋坏的范围和大小决定的。根据窝洞制备的原则，洞壁应扩展至患者用牙刷或牙线能够清洁到的区域。

📹 视频6.8。

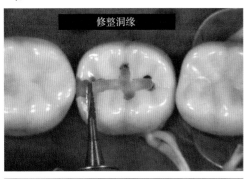

修整洞缘

使用锥形裂钻将洞壁和龈壁修整光滑。图中显示一个横切的锥形裂钻。

在修整窝洞时，要确保侧壁与洞底相交处没有尖锐的线角。

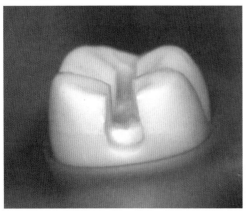

从近中面观察窝洞，可见邻面的窝洞形成轻微的倒凹，窝洞龈方的宽度大于𬌗方的宽度。

倒凹为银汞充填修复提供了固位。

确认以下几个方面：

– 龈壁与髓壁之间应形成台阶

– 轴壁

– 髓壁

– 轴髓线角

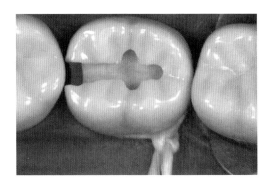

在𬌗面可以看到大致完整的窝洞形态。
注意：
– 窝洞与邻牙无接触
– 髓壁光滑
– 外形线连续
– 可以清楚地区分髓壁和更深处的龈壁

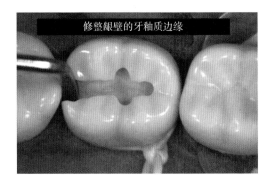

使用牙釉质凿去除龈壁边缘的无基釉。
有两种器械可以使用，一种可修整所有牙齿的近中窝洞，另一种可修整所有牙齿的远中窝洞。
这两种都是双端器械，且均有一个斜的切割刃，其尖端应该远离轴壁，朝向牙齿的外侧缘。

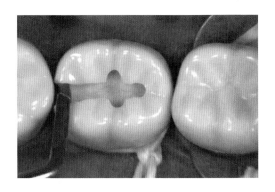

要注意牙釉质凿弯曲的工作端和斜的切割刃。牙釉质凿切割刃的形状像木匠的凿子，用来削去无基釉。
凿子的切割刃此时背对相机朝向龈壁，在这种情况下，牙釉质凿应从舌侧（图片上方）刮向颊侧（图片下方）。

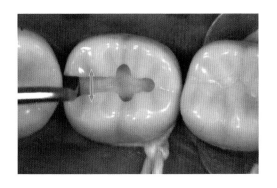

图中可见牙釉质凿的弯曲部分。牙釉质凿从颊侧移动到舌侧。
图中箭头指示牙釉质凿的移动方向。

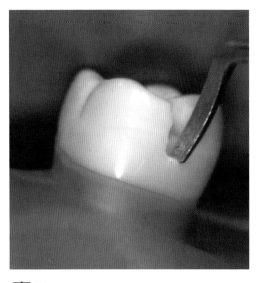

视频6.9。

近中方向的图示显示了牙釉质凿的刃端在窝洞龈壁边缘的放置情况，以及如何从舌侧移动到颊侧（图中从右到左）。

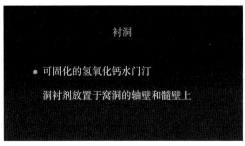

衬洞材料用于保护牙髓组织。在此病例的窝洞中，由于其𬌗面洞很浅，轴壁比髓壁更接近髓腔。

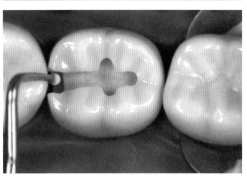

将氢氧化钙水门汀的基质和催化糊剂混合后，用PF10的尖端将氢氧化钙水门汀放置于窝洞中。在涂布氢氧化钙水门汀的过程中应小心地将其覆盖于轴壁上，不要触碰到窝洞的其他洞壁。

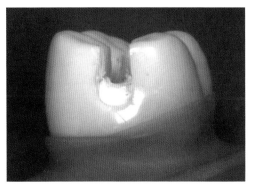

近中方向的图示显示，轴壁上有足够的氢氧化钙水门汀覆盖。氢氧化钙水门汀应该涂布至侧壁（颊舌侧）与轴壁的连接处，但不能涂到侧壁上。

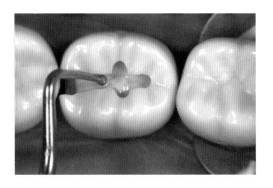

充填殆面时，应用与银汞合金充填殆面洞相似的技术来放置材料。

应使用一薄层可固化的氢氧化钙水门汀覆盖髓壁。为了确保材料顺利放置，可以用器械接触洞底的材料，并在移动器械的同时保持与洞底的接触，从而将衬洞材料"引流"而形成完整的一层。

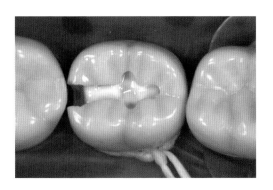

仔细涂布能够使材料表面光滑。如果需进一步增加材料，需要彻底清洁PF10器械。

垫底材料应完好地覆盖髓壁和轴壁，但窝洞侧壁上的垫底材料应清理干净。

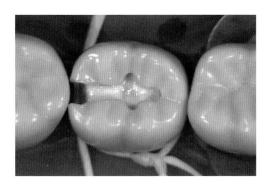

下面是充填修复的步骤。

首先，在牙齿邻间隙放置一段蜡线，确保牙线位于窝洞龈壁的下方（在接下来的步骤里会介绍这样做的原因）。

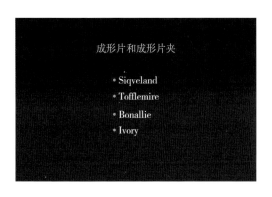

成形片可提供一个假壁，代替天然牙缺失的侧壁，以便加压充填材料（此病例中近中壁缺失）。

选择一种成形片夹来夹持成形片。

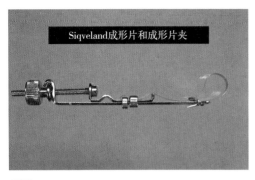

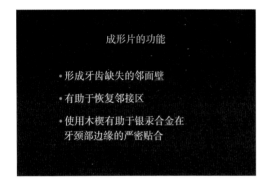

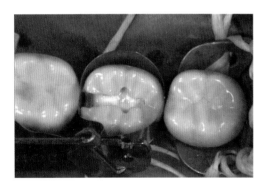

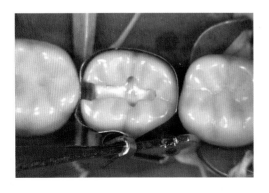

视频1.3。

有许多不同种类的成形片和成形片夹。本书将会用到的两种成形片夹是:

– Siqveland（如图所示）

– Tofflemire

在本次修复中将会用到Siqveland成形片夹。在接下来的示例中将会用到Tofflemire成形片夹。

图中总结了成形片的功能。

使用木楔有助于成形片与洞底龈方牙齿结构的贴合。

图中可见用Siqveland成形片夹固定的成形片。使用与成形片夹配套的成形片很重要。牙线应位于成形片的外侧。

Siqveland成形片夹末端的栓扣结构可确保成形片的外形在颈缘方向上收紧。成形片在牙齿上收紧之前，栓扣必须放置在正确的位置。

在邻间隙插入木楔（此病例中从舌侧插入）以确保成形片在龈壁下方与牙面紧密贴合。

可用探针沿着窝洞边缘和成形片之间滑动来确认成形片和牙齿是否紧密贴合。

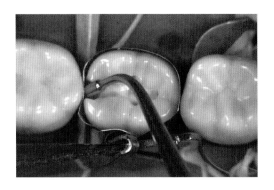

选择能够放入窝洞底部的银汞合金充填器，以确保充填材料可以充分压实而无空隙。

严密充填最大限度地减小了：

– 边缘微渗漏

– 继发龋

– 治疗后敏感

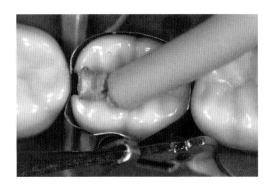

第一层充填的银汞合金放置在窝洞的近中邻面。

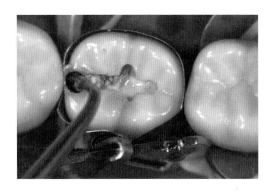

按照银汞合金充填拾面中所描述的方法，首先应垂直加压，随后水平轻扫。

这样充填确保银汞合金与窝洞边缘紧密接触。

一些牙医用更小的充填器斜向加压，以充填窝洞的角落。

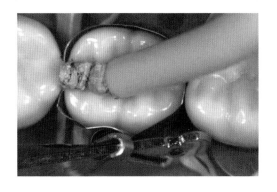

用同样的方法将更少量的银汞合金充填在窝洞的近中区域。

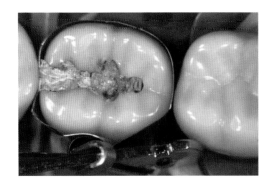

近中邻面区域充填完成后，使用相似的方法将银汞合金放置在髓壁上，充填窝洞的殆面部分。

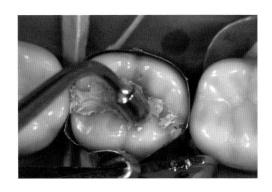

窝洞轻微过量充填，在最后压实的过程中，可能会用到末端更大的器械。

充填器的加压头与洞缘表面平行并盖过洞缘。

这种压实方法保证了窝洞的严密充填，同时也开始恢复牙齿的解剖外形。

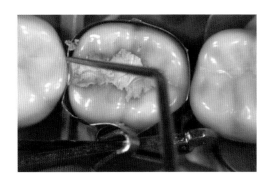

如果窝洞充填过量，可使用直角牙科探针，与边缘嵴成45°角去除多余的充填材料，否则在移走成形片时可能出现边缘嵴断裂。

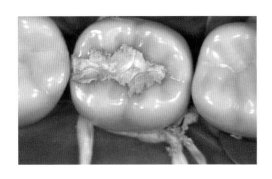

在精修之前，小心地取下木楔和成形片，但要注意此时仍将牙线留在原处。

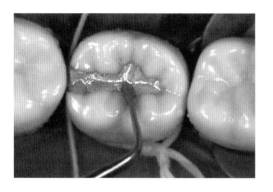

使用雕刻刀（5号Ward或Half-Hollenbach雕刻刀）重建牙齿表面精细的解剖结构。

雕刻刀锋利的刃缘贴在牙尖斜面上，用其尖端雕刻窝沟的外形。雕刻刀的尖端不应超过窝沟的中心。

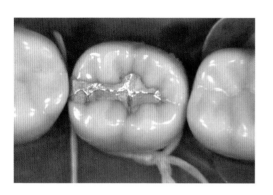

现在可以看到最终的外形。窝沟和边缘嵴应当清晰可见。

此时可用牙线去除洞缘龈方所有不易清理的充填材料。然后侧向移走牙线。切勿将牙线通过接触点拉出，因为这可能导致银汞合金充填材料破碎，并影响接触区的质量。

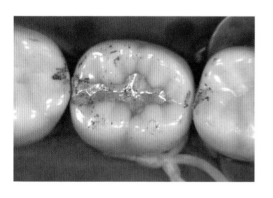

在临床操作中，此时应移除橡皮障，按照前述方法用咬合纸仔细检查咬合情况，确保接触点均匀分布。银汞合金充填材料上不可存留早接触点。

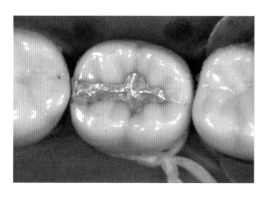

最后，用棉球擦拭，使充填体表面更光滑。

修复大面积 II 类洞的临床指南

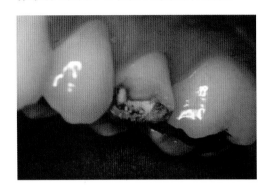

在没有牙尖覆盖的区域，当非支持牙尖折断时患者可能需要紧急就诊。通常，患者会描述为在咀嚼一些相对软的食物时发生折断。

患者也可能主诉咬合时敏感，这时可用橡皮片进行咬诊，来检查牙尖是否存在裂纹。如果置之不理，牙尖最终会断裂，患者咬合时症状也会有所缓解。

此病例展示了一个大面积银汞充填修复后的前磨牙颊尖的缺失。

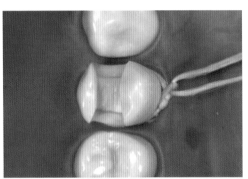

此模拟修复预备了一个大范围的MOD洞。龋损范围很大，窝洞的宽度和殆面的预备量相当于邻面至少存在3mm的龋坏。

腭尖的厚度仍然足够，但要注意颊尖是非支持尖，它的颊腭径小于殆龈高度，牙尖在行使功能时容易折裂。当预备的洞形出现这种情况时，可以考虑使用黄金高嵌体之类的修复体来提供牙尖覆盖。

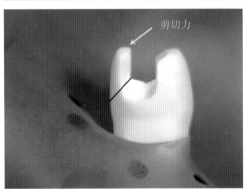

剪切力

洞形的这个视角显示，加力于薄弱的颊尖将会导致其折断，留下一个约45°的折断面。

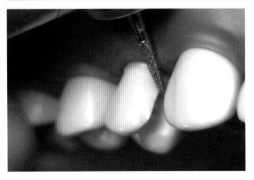

此模拟操作中，使用金刚砂钻与殆面成45°角来磨除颊尖。

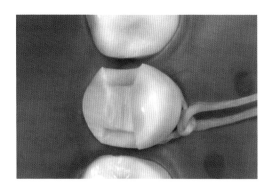

从𬌗面观察，折断的牙尖斜面呈刃状斜向颊面。断裂的边缘通常与洞底不在一个水平面上。

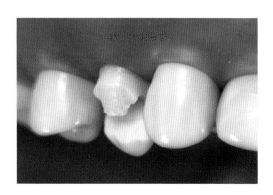

图中可以更清楚地看见断面粗糙的轮廓和表面坡度。

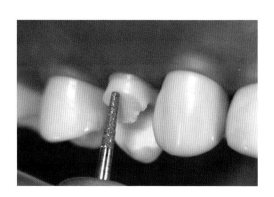

理想的银汞合金边缘角度是90°，但很少能达到，70°～110°的范围也可以接受。

此病例中，不应使用45°边缘角。通过沿着断面预备1mm宽的肩台来对接。这样做不但没有严重损坏牙齿结构，还确保了更持久的修复。

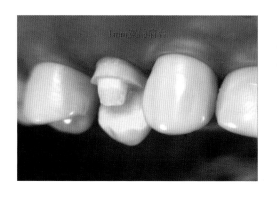

图中可见1mm宽的肩台已预备完成。在此病例中，肩台恰好与近远中洞底在同一水平，但不一定所有病例都是这样的。不应仅为实现这一目标而"牺牲"牙体结构。

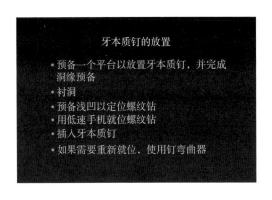

牙本质钉的放置

- 预备一个平台以放置牙本质钉，并完成洞缘预备
- 衬洞
- 预备浅凹以定位螺纹钻
- 用低速手机就位螺纹钻
- 插入牙本质钉
- 如果需要重新就位，使用钉弯曲器

牙本质钉应放置在平面上，并位于釉牙本质界内1mm，以避免牙周韧带和牙髓穿孔。在牙本质钉周围应放置至少1mm银汞合金。

因此，这颗牙齿内放入2枚牙本质钉，以避免暴露颊侧髓角。

牙本质钉的放置平台预备完成后，在插入钉子前进行衬洞。如果插入钉子后再衬洞，可能会对入路产生影响。

现在分阶段阐述步骤。

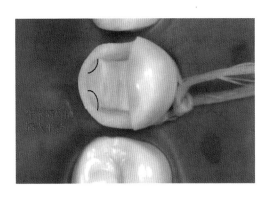

为了预备两个平台，且在牙本质钉周围有足够空间放置1mm银汞合金，必须磨除牙体结构形成两个半月形区域，这就会"牺牲"一些牙本质（已在图中标出）。

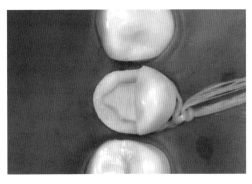

磨除这些区域为插入牙本质钉提供了所需的平面。在下一步操作前应磨除肩台和洞底周围的无基釉。

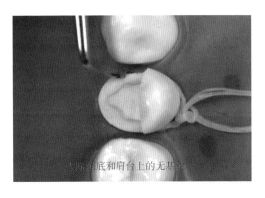

这里使用牙釉质凿效果最好。需要沿着预备的边缘稳定地刮除薄弱的牙釉质。否则，在行使功能时，无基釉会发生断裂，在银汞合金与牙齿的交界处留下缺损，最终导致继发龋和牙齿敏感。

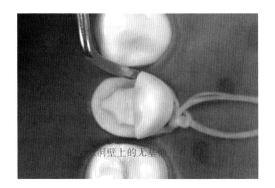

牙釉质凿也可用来去除洞壁上的无基釉。

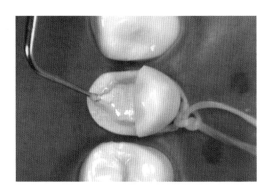

水平的髓壁和垂直的轴壁都要衬洞。这颗牙齿使用的是氢氧化钙水门汀。它封闭了牙本质表面，阻止牙本质小管内的液体流动。即使仅是一薄层，氢氧化钙水门汀也会通过阻止流体力学的液体运动来形成有效的隔热层。

在牙本质钉放置前应做好轴壁衬洞，以便充分覆盖牙本质钉深度的牙本质表面。

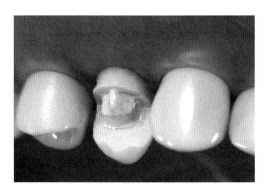

可用锋利的挖匙去除洞壁和洞底上多余的水门汀。不能将洞衬水门汀铺在肩台或牙本质钉就位的平面上。

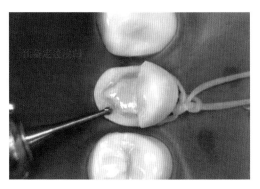

为了方便钉洞的预备，使用1号球钻预备两个浅凹。

钻针应低速转动，其侧面放置在牙本质表面，以便控制钻针。

视频6.10。

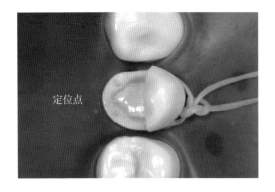

图中可见牙本质表面的小浅凹，用于定位螺纹钻的尖端。

钉道周围应有1mm厚的完好牙本质，因此2.5mm牙本质厚度是放置牙本质钉的前提条件。这个厚度是为了保护牙齿，避免牙髓或牙周穿孔。应避免在根分叉区放置牙本质钉。

牙本质钉放置的位置距可能的穿孔处至少5mm。

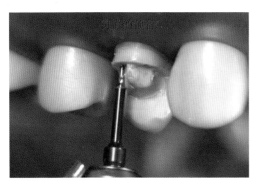

螺纹钻应安装于低速手机中，其转速低但扭矩更大。钻头的尖端放置在定位浅凹处，钻针的长轴与牙齿的外表面一致。

有些牙医使用塑料充填器贴在牙齿外表面，以判断釉牙骨质界处的锥度。

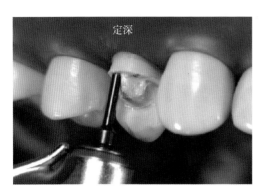

将钻针推向牙本质表面以预备钉道。在切削钉道时应避免多次切割，否则会导致钉道宽于自攻螺纹钉。

螺纹钻向下移动应一次到位，直到螺纹钻上的定深肩台落在牙本质表面。螺纹钻退出时应保持旋转。

不要试图重新就位螺纹钻。

▶ 视频6.11。

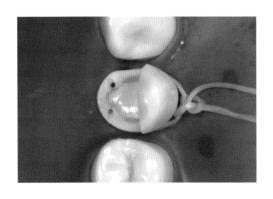

此时应仔细冲洗并干燥牙体表面的切屑。

钉道在牙本质上应相互平行，且开口无外展。如果存在开口外展，说明预备过度，不利于牙本质钉的固位。

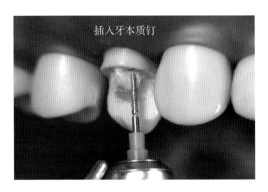

插入牙本质钉

视频6.12。

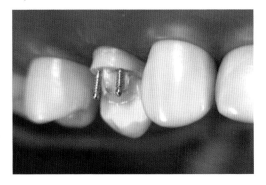

牙本质钉装在塑料卡盘中。应使用低速手机。

注意，沿螺纹钉的中间部分有一个加宽的平台。在插入螺纹钉时，这个平台应置于牙本质表面。

钉的固位力与其直径有关，当银汞合金进入窝洞的深度超过2mm时，并不会改善固位力。

钉的长轴应与牙本质中预备好的钉道方向一致。

仅可使用中等转速操作手机将牙本质钉插入钉道。牙本质钉上的螺纹引导其插入有弹性的牙本质壁，直至到达钉道的深度。

当扭矩增加时，牙本质钉上方的不锈钢缩窄区会因受剪切力而折断。这只会在牙钉完全就位时发生。如果操作速度过快，螺纹会在牙本质壁上损坏，从而影响固位。不正确的放置速度或角度也可能导致牙齿结构的断裂。

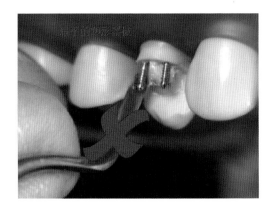

如果牙本质钉放置的位置不太理想或需要轻微弯曲，不推荐使用扁平的塑形器械将其弯到更合适的位置。这样会压迫周围牙本质，并且可能导致周围牙折。

牙本质钉高于牙本质表面的高度应足以覆盖大于2mm的修复材料。有时，可能需要降低牙本质钉的高度。应使用气动涡轮机和金刚砂钻来进行，同时用止血钳夹住牙本质钉使其保持稳固。如果这个过程中牙本质钉没有支持，可能会发生倒转并从钉道中脱出。

应使用"泡菜叉"形状的钉弯曲器来弯曲牙本质钉，因其在一侧支撑着牙本质钉，同时在另一侧施加了一个相反的力来弯曲牙本质钉，可避免压迫牙本质或发生牙折。牙本质钉的高度应足以在其冠方放置2mm银汞合金。牙本质钉的位置不应干扰后续的全冠牙体预备。

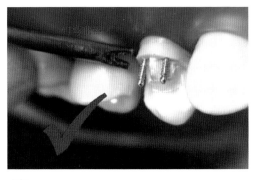

视频6.13。

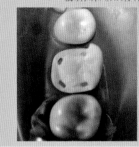

辅助固位形的使用示例

在这个磨牙预备沟槽以增加固位

可使用银汞合金结合树脂进一步增加固位，例如AmalgamBond或Panavia

放置牙本质钉可能会导致并发症，如周围牙齿结构折裂、牙髓或牙周组织穿孔。此外，术后敏感也是一个问题。

由于这些原因，现在牙本质钉用得越来越少，推荐牙医在剩余的牙齿结构中预备沟槽，以提供抗力形和固位形，如图所示。

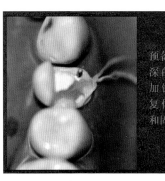

预备一个1.5mm深的沟槽以增加银汞合金修复体的抗力形和固位形

从殆面观察可见已放置了1枚牙本质钉。牙本质钉可改善窝洞的抗力形而不直接增加固位。在牙本质钉周围预留1mm的空间，以便随后压实银汞合金。

在放置第2枚牙本质钉的位置，用一个小的锥形裂钻预备一个1.5mm深的沟槽。

通常不会在一颗牙齿上同时使用牙本质钉和沟槽，这只是一个模拟的技术练习。

窝洞的充填修复

• 成形片的使用
• 银汞合金的充填
• 雕刻成形
• 检查咬合

在修复的最后阶段充填窝洞。

在很多病例中，选择和放置合适的成形系统具有挑战性。有一系列可选用的成形片，对于每个病例都需试用以选择适合的成形片。

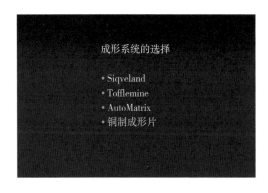

成形系统的选择

• Siqveland
• Tofflemine
• AutoMatrix
• 铜制成形片

合适的成形片应在整个充填过程中都被成形片夹固定，或者当成形片夹取走后，成形片位于原位。

这样牙医更容易取出成形片，且新放置的仅部分固化的银汞合金发生折裂的风险更小。

一些新的成形片系统是独立的，没有成形片夹干扰充填材料的放置。如可调节的AutoMatrix。铜制成形片是一种相当老式的成形片，但在牙科修复中仍有一席之地。

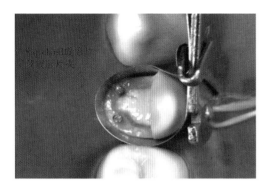

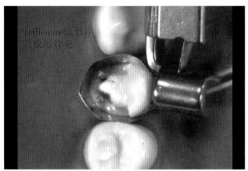

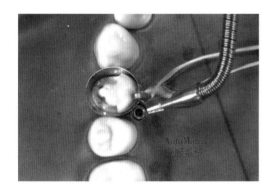

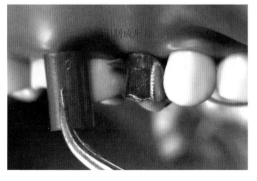

图中Siqveland已经就位，栓扣向龈方收紧。这使成形片在向着窝洞龈壁的部位变窄，以模拟牙冠的自然缩窄。

这个体系的缺点在于当成形片还固定在牙齿上时，不能从成形片夹中取出。这使得成形片取出困难，且在试图取出成形片时有银汞合金折裂的风险。

Tofflemire成形片和成形片夹对使用者更加友好，因为在移走成形片夹后，可以从牙齿上轻轻取下成形片。

这个成形片和回旋镖的形状相似，当它插入成形片夹时，可以自动形成一个向外展开的形状，类似于牙冠向外展开的天然外形。成形片夹的开口端朝向牙龈组织，这样可以更容易将成形片夹取下。

AutoMatrix是一种可调节的不锈钢成形片，可以用扳手拧紧。这个系统也是锥形的，以符合牙齿的解剖结构。

在填入银汞合金后，可以通过切断固定夹的顶部来拆卸成形片。这个操作使用的是类似于Maun刀具的切割器械，但带有保护性的塑料护套，以免损伤软组织，并能夹住剪下的末端以防误吞。

铜制成形片的直径范围很广，但是有一个标准的高度。直径合适的成形片与牙齿外形贴合，可使用旋转器械来修整其冠方外形，以符合咬合。

这个体系的缺点是成形片不是向外展开的，且不易调整为与窝洞边缘紧密贴合的形态。它也比前面提到的所有不锈钢成形片厚。这意味着当拆下成形片后，触点不能紧密贴合。

这个体系的一个优点是成形片可以留在原位以支持充填，直到患者复诊。

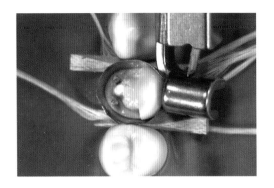

使用Tofflemire成形片和成形片夹修复这颗前磨牙。在放置成形片之前，先放置两段牙线。随后插入木楔，使成形片与窝洞的龈壁边缘更贴合。这样可以尽量减少银汞合金的边缘形成悬突，也可用牙线去除悬突。牙线偶尔可能会卡在成形片和窝洞的龈壁之间，一定要检查以避免这种情况的发生。

在较大的洞形中，楔子的放置经常会影响邻接的紧密性或质量。应使用磨光充填器从成形片内侧向邻牙方向压紧。

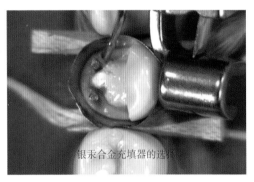

银汞合金充填器的选择

应选用合适的银汞合金充填器，将牙本质钉周围及窝洞龈壁处狭窄区域的银汞合金压实。

如果选择的充填器太大，将会影响银汞合金的压实，而且可能会有气泡，从而导致渗漏，并减少充填体的预期寿命。

牙医还应确定充填器可以将充填材料压实到所有预备好的沟槽中。

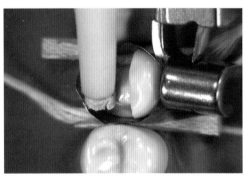

第一次填入窝洞的银汞合金放置在龈壁附近。选用大小合适的银汞合金充填器进行压实。

压实银汞合金应以两种不同方式进行：
• 垂直压实
• 水平轻扫，使银汞合金与洞壁紧密接触

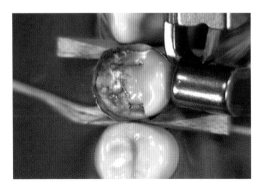

填入几次充填材料后，银汞合金应填至牙本质钉顶部、髓壁水平。注意牙本质钉周围和龈壁边缘的银汞合金是如何压实的。

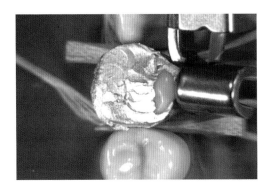

继续填入银汞合金，并用更大号的充填器压实。重复此操作，直到充填材料填满牙齿缺损区域。

在这一步充填的银汞合金应略高于洞缘。

在压实的最后阶段，可以试着在压实时使用充填器来恢复牙尖斜面的形态。为了达到这个目的，充填器应该与牙尖斜面平行，而不是垂直向加压。

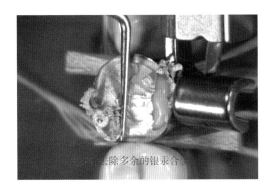

直角探针与成形片的内面成45°角以去除成形片边缘的银汞合金，这部分材料较薄弱，在成形片去除过程中容易破裂。此外，这也对邻面边缘嵴进行塑形，形成了正确的接触点。接触点从边缘嵴下方1mm处开始，并不位于邻面的最边缘处。

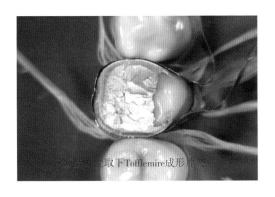

完成这一步之后，取下木楔，并从成形片上取下Tofflemire成形片夹。成形片即可变松动但是仍然包绕在牙齿周围。

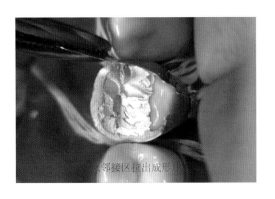

从邻接区拉出成形片。如图所示，用止血钳的尖端夹持成形片来辅助操作。

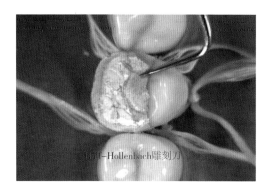

使用Half-Hollenbach雕刻刀修整银汞合金的外形。雕刻刀的侧面放在牙釉质斜面上，沿其斜度滑动，并保持其尖端朝向牙齿中线。这样可以修整出合适的形状。

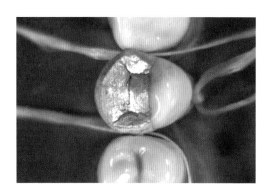

在这张雕刻好的殆面视图中，恢复了以下结构：

- 缺失的颊尖
- 边缘溢出道

高质量的修复需要包含以下特征：

- 防止对颌牙的伸长和移位
- 防止食物进入邻接区造成食物嵌塞

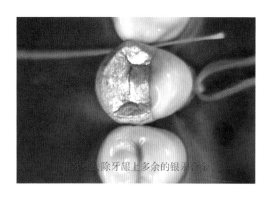

前面提到的在放置成形片前放入的牙线，现在可以用来去除牙龈上多余的银汞合金。

必须要格外小心，以确保牙线不要向上拉而经过接触点，否则将会对邻接区造成不利的影响。

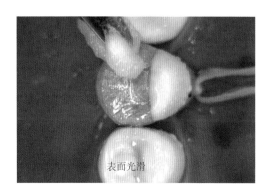

用镊子夹持一个湿棉球擦拭充填材料表面，使之变得光滑。光滑的表面更易于精修和抛光银汞合金。

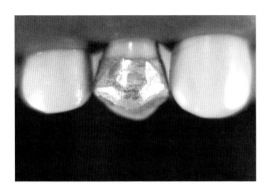

从不同的角度检查充填物的外形，确保符合牙齿天然的解剖结构。图中可见银汞合金龈壁边缘无悬突，颊尖形态已恢复。

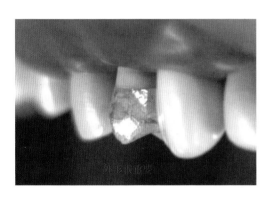

同时也恢复了较圆突的颊面外形。同样重要的是，牙尖的位置不能太靠近颊侧。如果太靠近颊侧，患者通常会出现咬颊和颊黏膜溃疡的问题。

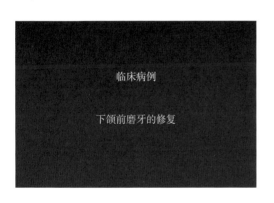

临床病例

下颌前磨牙的修复

以下图片展示了一个根管治疗后前磨牙的充填修复，在评估牙髓治疗是否成功后再进行后期的冠修复。

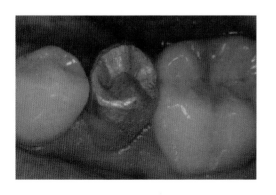

在这颗下颌第二前磨牙的修复中，使用预成桩和牙本质钉来加强银汞合金的固位，同时用到AutoMatrix来恢复形态。

尽管恢复了一些良好的解剖特征，但只恢复一个舌尖是不够的，大多数下颌第二前磨牙有两个舌尖。

缺乏正确的解剖结构对于后续要做冠的牙齿是有影响的。

参考文献

[1] Abdelaziz, K.M. and Saleh, A.A. (2018). Influence of adhesive-composite application modalities on their bonding to tooth structure and resistance of the performed restorations to failure. *Journal of Dental Sciences* 13: 378–385.

[2] Baltacioglu, I.H. and Orhan, K. (2017). Comparison of diagnostic methods for early interproximal caries detection with near-infrared light transillumination: an *in vivo* study. *BMC Oral Health* 17: 130–137.

[3] British Dental Association BDA Policy and Campaigns (2020) https://bda.org/amalgam

[4] Bonsor, S.J. (2011). Bonded amalgams and their use in clinical practice. *Dental Update* 38: 222–230.

[5] Bonsor, S.J. (2013). Are dentine pins obsolete. *Dental Update* 40: 253–258.

[6] Chu, C.H., Mei, M.L., Cheung, C., and Nalliah, R.P. (2013). Restoring proximal caries lesions conservatively with tunnel restorations. *Clinical, Cosmetic and Investigational Dentistry* (5): 43–50.

[7] Foster, L.V. (1998). Three year *in vivo* investigation to determine the progression of approximal primary carious lesions extending into dentine. *British Dental Journal* 10 (185): 353–357.

[8] Gilboa, I. and Cardash, H.S. (2003). A conservative technique for restoring a tooth affected by interproximal root caries. *Journal of Prosthetic Dentistry* 89: 221–222.

[9] Hurlbutt, M. and Young, D.A. (2014). A best practices approach to caries management. *Journal of Evidence Base Dental Practice* 14: 77–86.

[10] Knight, G.M. (1992). The tunnel restoration - nine years of clinical experience using capsulated glass ionomer cements. *Australian Dental Journal* 37 (4): 245–251.

[11] Llena, C., Folguera, S., Forner, L., and Rodríguez-Lozano, F.J. (2018). Implementation of augmented reality in operative dentistry learning. *European Journal of Dental Education* 22: 122–130.

[12] Loomans, B.A.C., Opdam, N.J.M., Roeters, F.J.M. et al. (2009). Restoration techniques and marginal overhang in class II composite resin restorations. *Journal of Dentistry* 37: 712–717.

[13] Lumley, P.J. and Fisher, F.J. (1995). Tunnel restorations: a long-term pilot study over a minimum of five years. *Journal of Dentistry* 23: 213–215.

[14] Matvijenko, B.V., Milan, Z.V., Mitić, D.A. et al. (2012). Effect of irregular interproximal dental restorations on periodontal status. *Acta Stomatologica Naissi* 28: 1144–1154.

[15] Olafsson, V.G., Ritter, A.V., Swift, E.J. et al. (2018). Effect of composite type and placement technique on cuspal strain. *Journal of Esthetic Restorative Dentistry* 30: 30–38.

[16] Pintado-Palomino, K., Barros de Almeida, C.V.V., Gonçalves da Motta, R.J. et al. (2019). Clinical, double blind, randomized controlled trial of experimental adhesive protocols in caries-affected dentin. *Clinical Oral Investigations* 23: 1855–1864.

[17] Politi, I., McHugh, L.E.J., Al-Fodeh, R.S., and Fleming, G.J.P. (2018). Modification of the restoration protocol for resin-based composite (RBC) restoratives(conventional and bulk fill) on cuspal movement and microleakage score in molar teeth. Dental Materials 34: 1271–1277.

[18] Rajasekharan, S., Martens, L.C., RGCE, C., and Anthonappa, R.P. (2018). Biodentine™ material characteristics and clinical applications: a 3 year literature review and update. European Archives of Paediatric Dentistry 19: 1–22.

[19] Roggendorf, M.J., Kramer, N., Appelt, A. et al. (2011). Marginal quality of flowable 4-mm base vs. conventionally layered resin composite. Journal of Dentistry 39: 643–647.

[20] Vaught, R.L. (2007). Mechanical versus chemical retention for restoring complex restorations: what is the evidence? Journal of Dental Education 71: 1356–1362.

[21] da Veiga, A.M.A., Cunha, A.C., Ferreira, D.M.T. et al. (2016). Longevity of direct and indirect resin composite restorations in permanent posterior teeth: a systematic review and meta-analysis. Journal of Dentistry 54: 1–12.

[22] Wei, J., Zhi, C., and Frencken, J.E. (2009). Strength of tunnel-restored teeth with different materials and marginal ridge height. Dental Materials 25: 1363–1370.

[23] Young, D.A., Nový, B.B., Zeller, G.G. et al. (2015). The American dental association caries classification system for clinical practice. Journal of American Dental Association 146: 79–86.

第7章
前牙修复技术
Restorations in Anterior Teeth

复合树脂是我们在修复切牙和尖牙时最常用的材料。前牙最常发生的龋坏是G.V.Black所描述的Ⅲ类洞，也就是邻面龋；但如果龋坏长时间不治疗，也会发展至切缘，也就是我们所说的Ⅳ类洞了。当前牙受到外伤折断或需要掩盖难看的发育性病变时，我们也会用到此项技术。此外，由于磨耗、磨损或酸蚀造成的前牙损伤也可以使用直接修复技术（图7.1）。

图7.1 离体牙清晰显示了位于牙体中份的白垩斑病变。

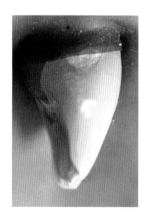

白垩斑在天然牙发生的区域：
- 接触点
- 唇侧或腭侧牙面中1/3
- 邻面牙龈切方中1/3

临床上在接触点附近的邻面龋往往可见唇侧的浸墨色改变。在临床上因为咬翼片不涉及前牙，因此一般不通过咬翼片来检查前牙邻面龋。全景片又因为有颈椎的重叠，往往细节显示的不够清晰，因此根尖片是最能清晰显示病变的影像学检查手段。前牙邻面龋的发生率要低于同样位置的后牙邻面，因为前牙更容易清洁，牙菌斑滞留区面积更小。但是如果患者前牙牙列拥挤或扭转重叠，清洁的路径受阻会导致牙菌斑滞留区面积增加，发病率也会随之上升。口呼吸的患者因为唾液量及唾液缓冲作用的下降，前牙邻面龋的发生率也会上升。

A Practical Approach to Operative Dentistry, First Edition. Gordon B. Gray and Alaa H. Daud.
© 2021 John Wiley & Sons Ltd. Published 2021 by John Wiley & Sons Ltd.
Companion website: www.wiley.com/go/gray/operative-dentistry

邻面龋可通过多种方式诊断（图7.2）。早期的白垩斑较难诊断，一旦龋坏进展至牙本质，诊断则较为简单。

诊断方法
- 探诊
- 视诊
- X线片
- 透照法
- 牙线通过时破损

图7.2　检查前牙邻面龋的不同方法，下文将探讨各自的优点。

Briault或Weston探针是诊断的好工具，但所有的探针在使用时都需要轻柔，因为探针在使用时会使白垩斑表面破损导致龋源性细菌的侵入。

透照法可作为视诊的补充，此技术在较薄的前牙效果显著。当术者从唇侧进行检查时，口镜可反射椅位灯光，使光线从腭侧照向牙齿。光纤透照技术（FOTI）和最新的电子成像技术（DIFOTO）效果都很好，后者更是可以将图像储存用作远期对比。

当两颗牙齿邻面有龋坏时，牙线通过时可能破损。但此种方法可靠度较低，如牙结石、天然牙的锋利边缘或修复体边缘都会导致牙线破损。

在G.V.Black的表述中，这类龋坏被归为Ⅲ类洞，其发病率低于磨牙点隙窝沟龋及后牙邻面龋。Mount和Hume在1997年提出了一种新的分型，此种分型方法将位置、大小以及龋病的复杂性纳入考虑范围（图7.3）。

一个中等大小的切牙邻面龋被称为Mount分类位置2.2（位置2、大小2）。

龋病Mount分类
- 位置1–点隙窝沟龋
- 位置2–接触点龋
- 位置3–龈方1/3龋

- 大小1–小龋坏
- 大小2–中等大小龋坏
- 大小3–较大龋坏
- 大小4–广泛龋坏

图7.3　一种不同于传统分类的现代龋病分类方法。

洞形设计

隔湿

接触区以下由龈乳头占据，这导致预备时容易出血或龈沟液会渗漏进修复材料。只有在牙龈退缩的患者中龈乳头才不会占据空间。

最好使用橡皮障进行隔湿，以获得最好的龈乳头隔离和长期可靠的粘接边缘。使用牙线打结的方法可以使橡皮障边缘反折而获得更好的隔湿。

龋洞入口的设计

总的来说，尽量从腭侧进入龋洞，这样唇侧的一层牙釉质能够得以保留，从而获得更好的外观。洞形的预备从腭侧边缘嵴入钻，磨除接触点。这种方式有过度预备导致唇侧穿通的风险；预备时需要非常小心，否则会影响最后的外观。洞形需要包括接触区，因为使用复合树脂充填，其线角必须圆钝，避免出现无基釉。洞形初始进入位置必须位于腭侧1/3的边缘嵴，否则洞缘外形将无法包括接触区。小到中等大小的龋坏还没有形成龋洞，可以保留邻面一层薄的牙釉质，以免在预备时损伤邻牙，然后使用牙釉质凿去除此层牙釉质并进行洞形的唇侧扩展。

去龋

龋坏的去除建议总是从釉牙本质界开始，这样穿髓的风险最低。用低速球钻由边缘去龋直至正常牙体组织，这样会形成口小底大的洞形。这样的洞形有助于机械固位。当然，由于我们使用复合树脂进行洞形修复，固位形的制备是没有必要的。然后开始进行髓壁上软龋的去除，在较深的洞形中，也可以使用锋利挖匙来去龋，这样穿髓的风险最低。

牙釉质边缘

必须去除牙釉质边缘的无基釉，预备70°～110°的洞缘角。在使用复合树脂而非银汞合金时，洞缘角没有那么重要。这主要是因为使用复合树脂的粘接能在牙釉质边缘支撑变脆弱的釉柱。在完成洞缘预备时，龈缘处使用的牙釉质凿是个非常有效的工具。

当修复边缘能在唇侧可见时，就需要制备洞缘斜面。这样在洞缘的复合树脂能够有一个较好的过渡而不至于被一眼看出来。大部分洞形都是刚刚到达接触区，在这样的洞形中是不需要制备斜面的，仅仅在更大的洞形才会用到。由于腭侧看不到，完全不需要在腭侧过多地磨除牙体来预备斜面。

使用衬洞材料

衬洞材料被广泛运用于隔绝充填材料下方的温度刺激。这在使用金属修复材料时特别重要。

由于复合树脂材料的热传导性能非常差，所以如果出现术后敏感，大部分是由于粘接的微渗漏或牙本质小管液的流动。使用玻璃离子水门汀或氢氧化钙类衬洞材料能够保护牙髓不受微渗漏和牙本质小管液流动的刺激，但是在酸蚀后的牙本质表面涂布粘接剂，粘接剂渗入牙本质小管同样能够防止牙本质小管液流动，从而防止牙髓敏感。在深龋中常在复合树脂充填前使用水门汀类衬洞材料作为防止术后敏感的屏障。

总结

洞形设计要点：

- 必须打开接触点
- 应该刚刚可见唇侧洞形边缘
- 内侧线角必须圆钝以减少应力集中
- 必须去除无基釉
- 必须避免邻牙医源性损伤

前牙邻面龋的修复

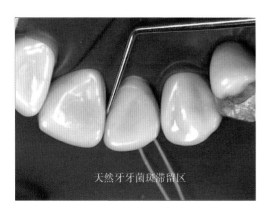

天然牙牙菌斑滞留区

上颌切牙腭侧面是一个显著的凹陷，近远中边缘嵴十分明显。可以清晰看见舌隆突，在舌隆突切方往往会有一个点隙。

牙线打结能够有效地翻折橡皮障边缘、隔湿龈缘，以提升隔湿效果。探针所示的区域是中切牙接触点以下的天然牙牙菌斑滞留区。如果口腔卫生做得不好，此区域就容易出现龋坏。这个位置刷牙是无法清洁到位的，要想清洁干净，牙线至关重要。

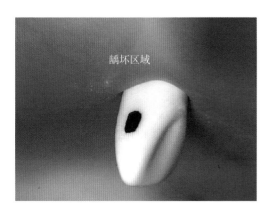

龋坏区域

图中邻面染色区域描述的就是釉牙本质界的龋坏。

注意，此龋坏起始于牙面中1/3的接触区，同时向唇腭侧及切龈方向进展。

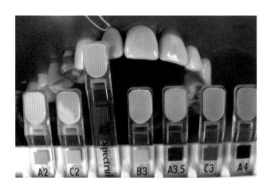

正确的复合树脂比色应该在刚刚上橡皮障之前、牙齿还未脱水时进行。

很多牙医在上橡皮障之前就比色，主要还是因为一旦牙齿隔湿脱水将会立即变白。

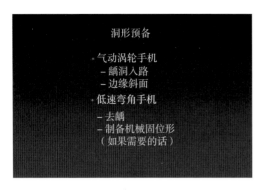

气动涡轮手机仅用来打开龋坏进入龋洞。
使用低速弯机去除龋洞内的龋坏。
大部分窝洞预备可以使用低速球钻完成。

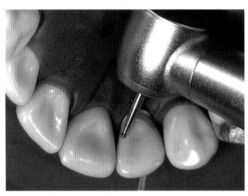

当使用气动涡轮手机时，角度非常重要。
经常使用直径1mm的520号的金刚砂小球钻。
如果腭侧面的进入角度正确（或从远中倾斜），那么有可能保留边缘嵴的牙釉质。
窝洞入口必须足够大以完全去除龋坏。

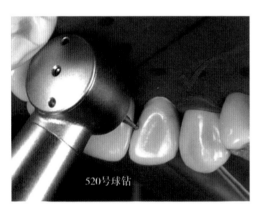

近中面的入路能最大限度保留边缘嵴的牙釉质。
应当记住的是，下颌切牙切缘与上颌切牙边缘嵴接触。如果此区域有复合树脂修复体，可能发生磨耗。

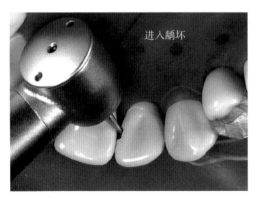

如图所示制备了龋坏的入路。注意，球钻必须穿透牙齿的近中面到达病变的颊侧（唇侧）。仅去除边缘嵴宽度的一半。
应该尽量保存唇侧的牙釉质，天然牙牙釉质的外观总是比固化的复合树脂好。后者可能会染色或随着时间的推移老化变黄。

视频7.1。

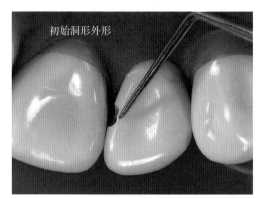

初始洞形外形

如图所示，入路已经制备，探针所指的是位于边缘嵴上的洞形腭侧边缘。

龈乳头已经被压迫远离窝洞龈缘。正常情况下，邻间隙被龈乳头填满。

注意，唇侧边缘扩展至近中邻面中1/3和唇1/3的连接处。

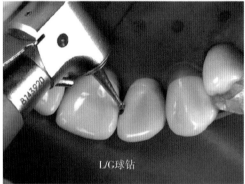

L/G球钻

此时可将气动涡轮手机放置一旁。使用3号球钻沿窝洞边缘低速去龋。

现在的临床研究显示，应去除所有釉牙本质界的软化牙本质及变色牙本质，以防止微渗漏导致牙本质龋的复发。

此区域如果保留了非健康牙本质，也会影响粘接。

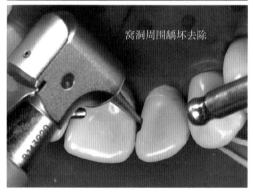

窝洞周围龋坏去除

沿着窝洞周围去除龋坏。

使用球钻去除窝洞唇侧壁的龋坏。

视频7.2。

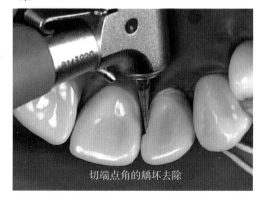

切端点角的龋坏去除

去龋至切嵴位置的釉牙本质界，球钻前进至腭侧壁，然后移至龈壁。

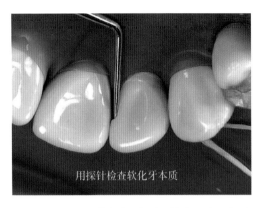

用探针检查软化牙本质

探针能用来沿着窝洞周围检查牙体组织是否坚硬、是否残留软化牙本质。

同时使用视诊确定釉牙本质界区域的染色组织已被去尽。

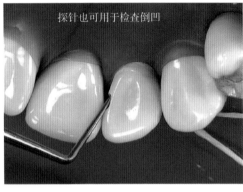

探针也可用于检查倒凹

去龋预备洞形时，窝洞内侧往往大于窝洞入口，也就是说，天然存在倒凹。

龈壁上存在倒凹。

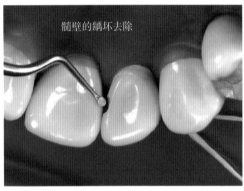

髓壁的龋坏去除

中央区域的龋坏可以使用球钻或手用挖匙去除。当龋坏近髓时，更推荐使用挖匙。

当在龋坏中央区域的髓壁去龋时，应该是自内向外的手法。

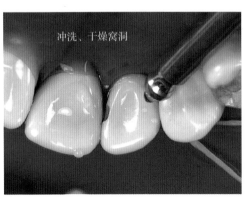

冲洗、干燥窝洞

使用三用枪冲洗、干燥窝洞。

此时必须考虑固位。

大部分小或中等大小的洞形因为有去龋时预备边缘形成的倒凹，所以天然就有固位。

在口腔粘接美学修复中，牙齿表面结构的粘接固位已经是一个普遍的技术了。

只有非常大的洞形才考虑制作固位沟。

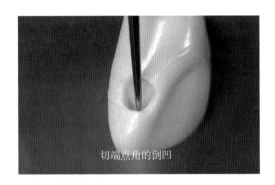

Ⅲ类洞的固位

- 酸蚀洞缘牙釉质
- 使用全酸蚀技术，粘接剂涂布牙本质和牙釉质
- 牙釉质边缘预备斜面以获得更大的粘接表面
- 制作固位沟

探针可用于检查点角或龈壁的倒凹。

在去除釉牙本质界龋坏时，倒凹就自然而然地形成了。

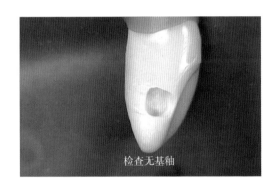

切端点角的倒凹

唇侧洞缘因为咀嚼时不受力，可以保留少量无基釉。

必须去除腭侧的无基釉，下颌切牙的切嵴会接触到此区域，如果存在无基釉，无基釉很容易折断。

在牙釉质边缘应该考虑制备斜面。

检查无基釉

制备牙釉质斜面能够使粘接面酸蚀后获得更好的酸蚀表面以及增大粘接面积。有报道称其能减少微渗漏的发生。从单纯的美学角度来看，复合树脂到牙面自然过渡的美学效果比直接的对接式边缘线美学效果好。

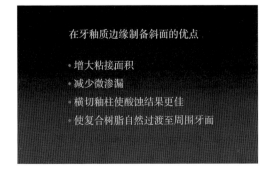

在牙釉质边缘制备斜面的优点

- 增大粘接面积
- 减少微渗漏
- 横切釉柱使酸蚀结果更佳
- 使复合树脂自然过渡至周围牙面

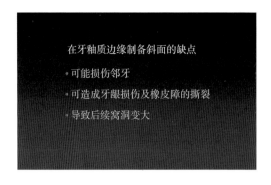

在邻接区域进行斜面预备时可能损伤邻牙。如果牙龈出血，那么充填材料被污染后，远期疗效将大打折扣。

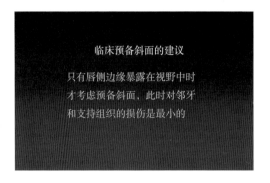

必须仔细权衡预备斜面的优缺点。建议只有在较大的Ⅲ类洞，充填物边缘能够在唇侧清晰可见时再预备斜面。

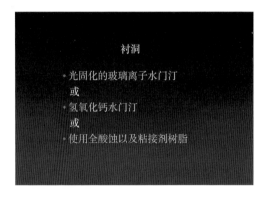

在Ⅲ类洞衬洞时可选用多种材料。氢氧化钙水门汀或能够结合牙本质并释放氟离子的光固化玻璃离子水门汀都可以使用。

现在很多术者认为能够通过全酸蚀后使用亲水性的粘接剂树脂，通过粘接剂渗透到牙本质小管来达到封闭牙本质小管的作用。这种技术在中等或小的窝洞中可以使用，其远期效果取决于粘接剂中的树脂能否随时间推移不被水解。

使用PF10器械，末端大小选择合适的器械能够轻易地将材料置于窝洞牙本质壁上。

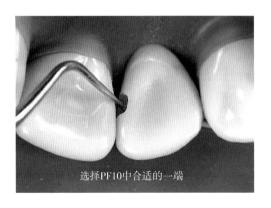

选择PF10中合适的一端

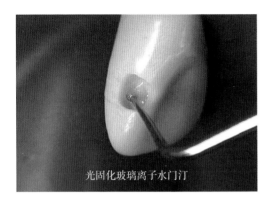

光固化玻璃离子水门汀

然后置入光固化玻璃离子水门汀，使用PF10器械将其涂抹于窝洞髓壁上。

倒凹位置不可使用此水门汀覆盖。

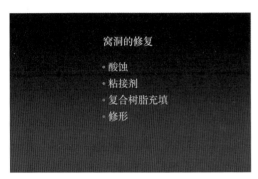

窝洞的修复

· 酸蚀
· 粘接剂
· 复合树脂充填
· 修形

这里列出了修复窝洞的步骤。

先进行窝洞的酸蚀和粘接剂的涂布，然后充填复合树脂，进行修形。

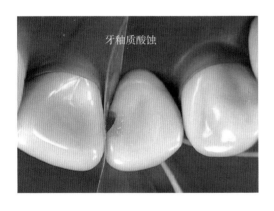

牙釉质酸蚀

两颗牙齿之间插入聚酯薄膜以防止邻牙被酸蚀。

在牙釉质上涂布酸蚀剂。这里用的是36%的凝胶状磷酸。窝洞的唇侧壁、腭侧壁、龈壁的边缘牙釉质都需要酸蚀。在唇侧壁牙釉质涂抹磷酸时往往有难度，这个区域常被窝洞的入口阻挡。

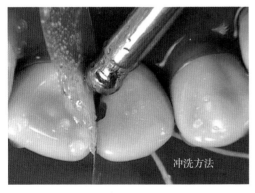

冲洗方法

接下来，将磷酸挤入窝洞内的牙本质，完全去除玷污层，打开牙本质小管。

牙釉质的酸蚀时间是15秒，磷酸先接触牙釉质、后接触牙本质，这样牙本质的酸蚀时间更短。

接下来使用三用枪水流冲洗窝洞，冲洗时长与酸蚀时长相等。

同时按下三用枪水和气的按钮，形成水雾，帮助冲洗窝洞深部。

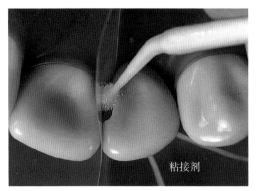

粘接剂

使用气枪干燥窝洞，注意避免过度干燥。干燥时间不应超过2秒。如今很多牙医仅用吸引器头吹窝洞边缘。

在牙釉质、衬洞材料以及牙本质上涂布一层粘接剂，静置30秒，让粘接剂渗透到牙釉质或衬洞材料的缝隙中（如果有的话）。亲水的粘接剂也能渗透到混合层胶原纤维下的牙本质小管中。

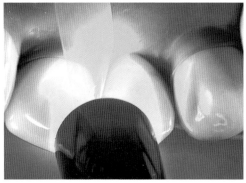

然后使用470nm可见光波长的光固化灯固化。如果光强足够，固化10秒即可。

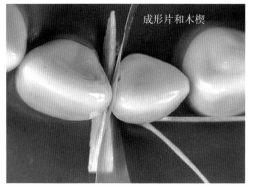

成形片和木楔

在邻面放入一片新的聚酯薄膜，然后在两颗牙齿之间放入木楔，使成形片紧贴龈壁牙釉质。

这样可以防止复合树脂聚合后出现悬突。

视频7.3

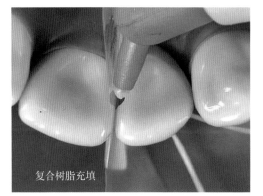

复合树脂充填

从胶囊里打出颜色相匹配的复合树脂充填窝洞。

一颗胶囊的复合树脂足够充填Ⅲ类或Ⅳ类洞。建议每名患者单次使用胶囊，这有利于感控；独特的设计使复合树脂很容易放置到窝洞中。

视频7.4

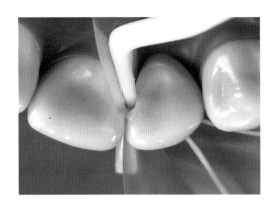

用特氟龙涂层的器械将复合树脂充填到窝洞中。

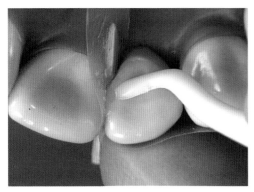

复合树脂稍微多充填一些。

用左手拇指将成形片推向切牙唇侧。

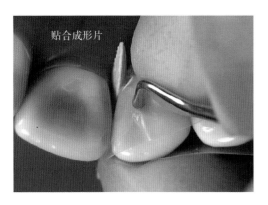

贴合成形片

用左手食指将腭侧成形片紧紧推向腭侧面。

右手持球形抛光器在窝洞洞缘外将成形片压紧。

这个操作使稍多出的复合树脂在牙面呈一薄层，方便稍后去除。

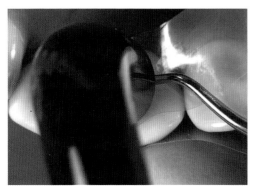

保持磨光充填器压紧成形片表面，助手使用光固化灯贴近牙面开始照射。

在此病例中，复合树脂的固化深度不足2mm，可通过光照40秒一次固化。

在本步操作中，有些牙医会担心光固化灯产生热量，导致牙髓损伤。

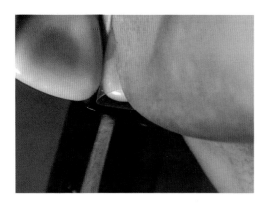

唇侧再次光照，完成光固化。

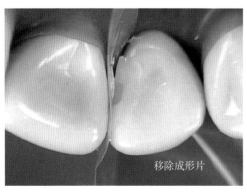

移除成形片

取下木楔，同时也将松动成形片。

充填边缘的小飞边难以避免。

可轻易地用锋利的手用器械去除飞边。

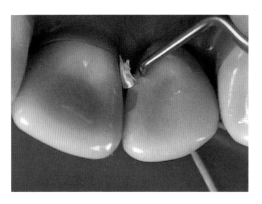

锋利挖器的背面可以轻易地将多余的材料从窝洞边缘去除。

如图所示，当正确用力时，这层飞边将沿窝洞边缘断裂。

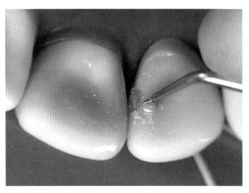

锋利挖器的前缘可以用于去除其余区域多余的复合树脂。由于洞缘牙釉质与复合树脂粘接较为紧密，去除多余的复合树脂时不用担心充填物边缘会受到损伤。

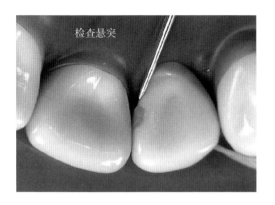

探针所指向的位置是龈壁边缘凸出的树脂。

如果悬突没被去除，牙菌斑堆积会导致局部牙龈炎症，局部继发龋的发生率也会上升。

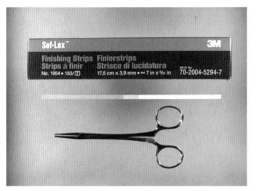

可以使用抛光条去除多余树脂。使用蚊式止血钳夹住抛光条的一端，另一端用手引导就位，拉紧使抛光条紧贴在牙面的充填体上。

应该后使用抛光条细砂的一端，这样抛光面可以更加光滑。

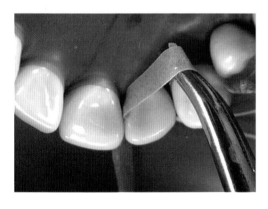

先使用粗砂的一端。钳子夹住抛光条的一端置于腭侧，因为腭侧有牙弓，手指较难进入。

前后抽拉抛光条以去除悬突。

粗砂的一端仅用于打磨复合树脂表面，因此去除悬突后，就不再使用粗砂的一端了。

使用细砂的一端进行打磨以获得较为光滑的表面。

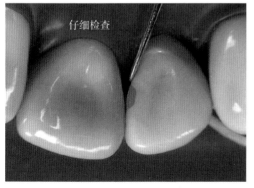

仔细检查，确保已经将多余的复合树脂去除干净。值得注意的是，腭侧面复合树脂已经不像之前那样光滑了。

因为抛光条的使用，复合树脂面已经变得粗糙。

视频7.5

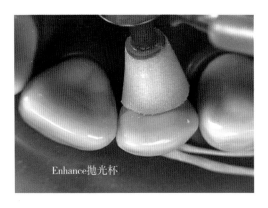

Enhance抛光杯

抛光器械能触及的腭侧面可以使用抛光杯或抛光尖打磨抛光。

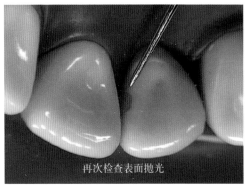

再次检查表面抛光

使用探针最后检查表面的光滑程度。

当探针在复合树脂充填面和牙釉质表面来回滑动时，可以感觉到充填体和牙面之间是否有凸起。

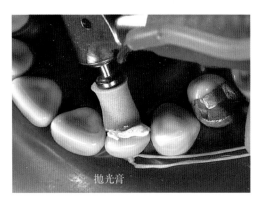

抛光膏

最后，使用毡毛杯蘸取抛光膏来抛光邻接面和充填体腭侧表面。

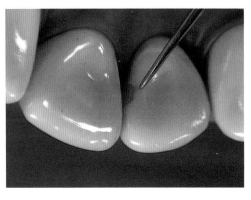

如图所示，在移除橡皮障前最后检查一次完成的充填体，然后检查咬合，患者就可以离开了。

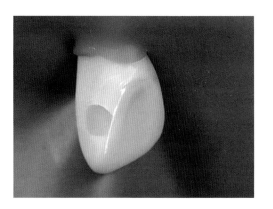

图中可见充填之后的充填体表面。

光滑的表面能够更好地防止牙菌斑堆积，修复体的远期效果也可以得到提升。

外伤切牙的修复

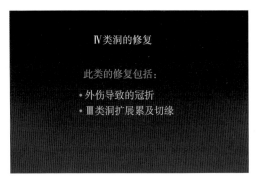

Ⅳ类洞的修复往往是针对外伤导致的切缘损伤。

或者，切牙或尖牙的邻面洞龋坏扩展导致切缘变得脆弱。

这会导致牙体折断，一部分的切缘需要修复。

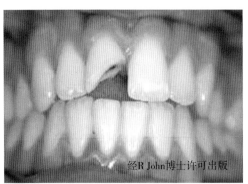

经R John博士许可出版

儿童是最可能发生前牙外伤的群体。主要因为儿童往往前牙较为凸出。当发生外伤时，牙冠往往成45°角折断。此时牙本质会暴露，如果折得更深一些，牙髓也会暴露。值得注意的是，在唇侧以及腭侧折裂斜折角度都是大约45°。

发生冠折时，牙根也有可能折断。需要检查确认邻牙及对侧的牙齿是否受到外伤。

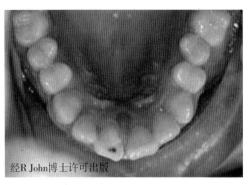

经R John博士许可出版

在此外伤病例中，折断线从唇侧斜行延伸至腭侧，但在切牙中央，牙髓已经暴露。

在一些病例中，折断可累及龈下，这使牙齿修复因隔湿困难而变得非常棘手。

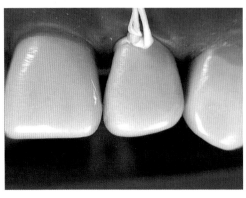

接下来将展示一个类似的上颌侧切牙折断的病例。

我们将展示修复的步骤，但建议读者仔细阅读并学习教科书中关于牙外伤处理的内容。

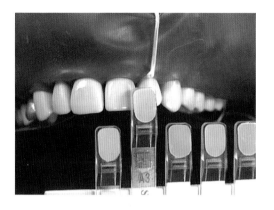

仔细为患者选择复合树脂颜色以获得卓越的美学修复结果。

牙齿上橡皮障后会变得更亮，因此，比色应该在上橡皮障前或上橡皮障后立即进行。

Ceram X Duo是一个用于前牙美学修复较为理想的复合树脂，由遮光性较强的牙本质色树脂和较透明、抛光性能极佳的牙釉质色树脂组成。术者仅需要对比最终的颜色，随后挑选相应的牙釉质色和牙本质色即可。

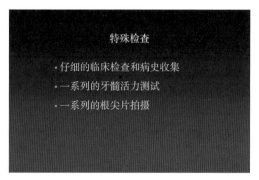

临床检查：检查牙冠是否变色、牙髓活力、咬合时牙齿的位置。

活力：至少采用两种方式检测牙髓活力。

在得出结论之前，需要一系列的牙髓活力检查。

影像检查：需要至少两个不同角度的X线片来检查是否存在折断线。

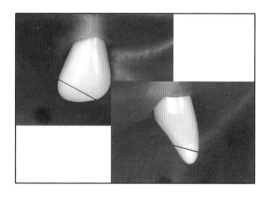

在侧切牙上画线，来模拟牙折时的情况。注意，近中–切缘的折断角度是45°。

当唇侧发生外伤时，折断的方向是朝向腭侧面的。

从简单的机械原理来看，牙根同样会发生折断。当发生折断时，牙根折断的方向与牙冠折断的方向相同。

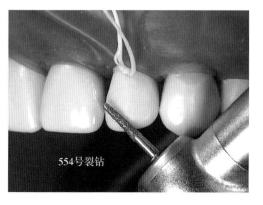

使用一根长的、有锥度的裂钻来预备牙体模拟牙折。倾斜裂钻磨除牙齿近中切角，来模拟近中牙釉质及牙本质折断但未露髓的情况。

或者，因为这并不是一个洞形预备，牙齿可以在技工打磨机上进行切角的磨除。

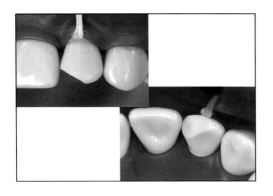

这是一张从唇侧及切缘来观察冠折的牙齿照片。

现实中很难看到冠折边缘这么规则。在之前的图中，冠折边缘更粗糙且不规则。从切缘来看，折线向腭侧倾斜，折裂位置的腭侧缘比唇侧缘更贴近牙龈。

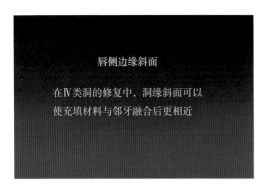

对于这样的洞形必须考虑是否制作洞形边缘斜面。在Ⅲ类洞修复章节中我们已经探讨了两种不同方法的优缺点。

Ⅳ类洞粘接面的面积非常充足，但是制作斜面的最大优势在于唇侧有足够的充填材料延展。

基于此原因，建议仅在唇侧制作斜面。

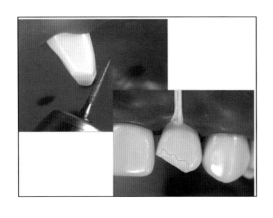

在折断边缘使用长的金刚砂车针沿牙齿唇侧预备斜面，使唇侧牙釉质获得足够的复合树脂美学延展。所有牙釉质边缘应该预备1mm的短斜面。为预备此短斜面，将车针与牙体长轴方向倾斜45°或更大的角度。注意，短斜面外形应该呈波浪形，这样复合树脂边缘不会太过于规则以形成漫反射，从而获得更逼真的效果。

可使用多种衬洞材料。

一些术者在浅的窝洞并不使用衬洞材料，认为粘接剂就能封闭牙本质小管。如果牙齿的折断部分还在，断端仍然可以粘接回去。

此病例展示了光固化玻璃离子水门汀的使用。

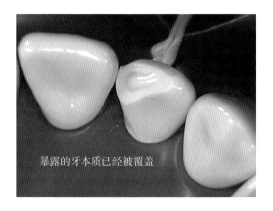

暴露的牙本质已经被覆盖

在这个模拟的临床病例中，使用PF10器械将光固化玻璃离子水门汀置于牙本质表面。玻璃离子水门汀能与下方牙本质粘接，释放有防龋作用的氟离子，以及具有与失去的牙本质相似的热传导性能。光固化此材料30秒。图中展示了在牙本质上覆盖的玻璃离子水门汀的量和范围，玻璃离子水门汀覆盖了断面的牙本质。

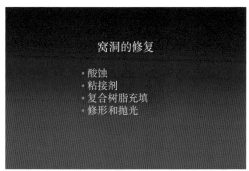

窝洞的修复

- 酸蚀
- 粘接剂
- 复合树脂充填
- 修形和抛光

完成洞缘斜面预备及衬洞后，就可以开始对折断切牙修复的下一步骤。

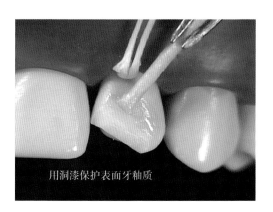

用洞漆保护表面牙釉质

在牙釉质表面涂抹一层保护性的材料能够防止复合树脂过度延展到没有粘接剂的牙釉质表面。去除多余的复合树脂将占用大量的时间。当然，使用旋转器械重建一个光滑的表面虽然较为困难，但也是可行的。

Copal的乙醚洞漆可以涂抹于斜面以上的牙釉质区域以作分离剂。术者必须小心洞漆不能涂到边缘斜面上。

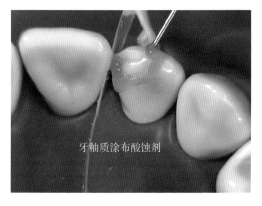

牙釉质涂布酸蚀剂

同上所述，酸蚀及粘接步骤也是相同的。牙釉质的酸蚀先从洞缘开始向中央的牙本质涂布，这样可以缩短牙本质的酸蚀时间。注意，酸蚀不要超过推荐的时间。

现代的粘接技术也可以使用强吸吸掉多余的粘接剂。

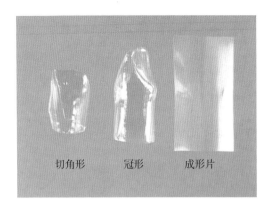

切角形　　　冠形　　　成形片

可以使用各种成形片系统来帮助复合树脂就位及塑形。

切角形的成形片可以用于切牙近中或远中的塑形。将聚酯薄膜修剪形状后可以轻易地做成这样的形态。

冠形的薄膜比切角形的薄膜要厚一些。在就位时可能需要更多的修剪以便贴合折断的牙齿。

很多术者也使用我们在Ⅲ类洞修复时使用的聚酯薄膜。

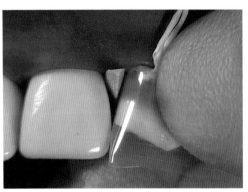

一片聚酯薄膜围绕切牙外侧，木楔放于两颗牙齿之间。木楔将成形片固定住并紧紧贴向牙釉质。

术者必须确认成形片此时与邻牙形成良好的邻接。

使用这样的成形片系统，很难一开始就恢复出切牙天然的切嵴形态。

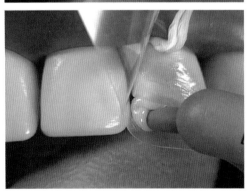

切牙的腭侧应使用不透光的牙本质色树脂来充填，避免发生充填后牙齿过透的情况。

确保在此阶段使用不透光的牙本质色树脂。

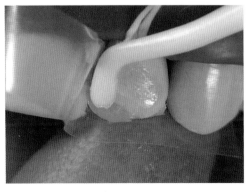

在成形片上充填复合树脂时，用左手手指支撑成形片。

在这步操作中，请确保复合树脂不会被充填到唇侧牙面。

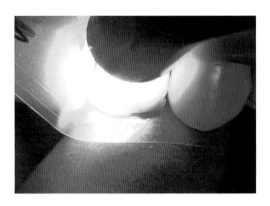

接下来固化40秒。

注意，此时成形片并没有弯折覆盖复合树脂唇侧面，这样在固化时复合树脂表面将因为氧阻聚层的存在而不会完全聚合。

这意味着，只要这层复合树脂没有被污染，下一层的复合树脂在固化后将与此层复合树脂有最大的结合强度。

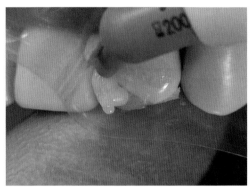

接下来，在牙本质色树脂表面覆盖一层合适的牙釉质色树脂。

牙釉质色树脂更具有半透性，并具有更好、更自然的外观。

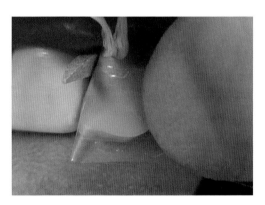

当足够的牙釉质色树脂充填完毕后，将成形片沿牙齿弯折，紧紧贴住牙面。确保此时成形片不能凹陷。

少量、多余的复合树脂会在切缘溢出。在稍后的步骤中可以轻易地去除这些复合树脂。

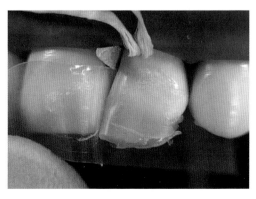

固化后就可以取出成形片和木楔。

在唇侧出现少量、多余的复合树脂。切缘的多余复合树脂量会多一些。这颗牙齿的临床高度显然太高，接下来需要去除这些多余的复合树脂以恢复天然的牙齿形态。

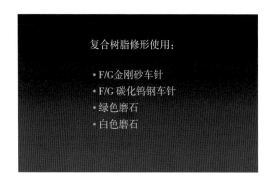

复合树脂修形使用：

- F/G金刚砂车针
- F/G碳化钨钢车针
- 绿色磨石
- 白色磨石

因为使用成形片贴合牙面，修复体表面应该只需要最小限度的修形。切嵴可以使用多种旋转器械来修整。可使用包括各种各样的磨石、钨钢车针或金刚砂车针。

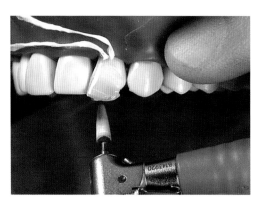

使用白色磨石以一个倾斜的角度来修整切嵴。

更多的患者希望牙医使用涡轮机加金刚砂车针来进行修整，因为其引起的振动最小且不易引起患者不适。

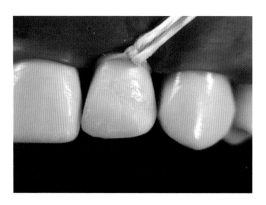

在这一步，使用金刚砂车针对这颗侧切牙进行修形。

切嵴的外形可以参照对侧同名牙稍微内收以获得最自然的外形。

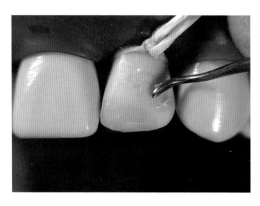

牙面上可能覆盖着一层薄的、超填的复合树脂，由于充填前在牙齿表面使用了洞漆，现在可以用锋利的挖匙去除此层多余复合树脂。

如果没有涂布洞漆，可能发生过度酸蚀，这一层薄的复合树脂就会牢固地覆盖在牙面上。

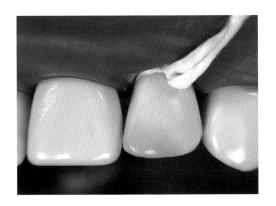

修形好的充填体表面现在可以使用一系列的橡胶抛光器械如抛光碟、抛光杯、抛光尖等进行抛光。最终的高光泽可以通过抛光膏和毡毛杯来完成。

记住，在使用更细的抛光膏之前，必须把上一种抛光膏从牙面上清洗干净，否则前面的更粗糙的抛光颗粒会影响高光泽的效果。

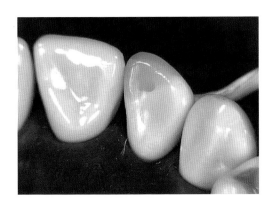

腭侧面也需要修复成天然的形态。

在图中可以看到用复合树脂修复了天然的边缘嵴形态。

临床病例

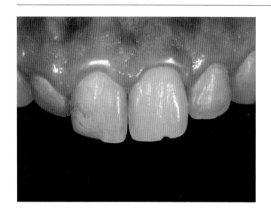
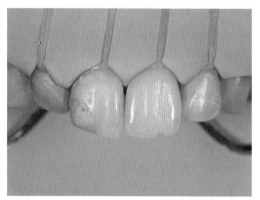

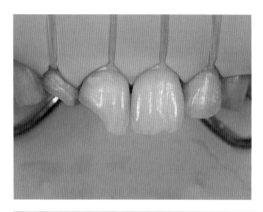
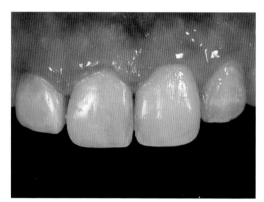

上颌右侧中切牙染色旧修复体的二次修复。现代复合树脂材料能获得更佳的修复外观。
来源：经Osama Alkhatib博士许可出版。

参考文献

[1] Andreasen, J.O., Andreasen, F.M., and Andersson, L. (2018). *Textbook and Color Atlas of Traumatic Injuries to the Teeth*, 5e.

[2] Demarco, F.F., Collares, K., Coelho-de-Souza, F.H. et al. (2015). Anterior composite restorations: a systematic review on long-term survival and reasons for failure. *Dental Materials* 3 (1): 1214–1224.

[3] Heintze, S.D., Rousson, V., and Hickel, R. (2015). Clinical effectiveness of direct anterior restorations – a meta-analysis. *Dental Materials* 31: 481–495.

[4] Kirilova, J., Kirov, D., and Topalova-Pirinska, S. (2014). Stratification technique in maxillary anterior incisors restoration. *Journal of IMAB – Annual Proceeding (Scientific Papers)* 20 (3): 550–553.

[5] Romero, M.F. (2015). Esthetic anterior composite resin restorations using a single shade: step-by-step technique. *Journal of Prosthetic Dentistry* 114: 9–12.

[6] DentalTrauma Guide. (2020). http://www.dentaltraumaguide.org/dtg-members-frontpage

第8章
牙颈部1/3缺损的修复
Restoration of Lesions in Cervical Third

在20世纪初，G.V. Black将发生在前、后牙颈部1/3龋损归类为 V 类病损。这些病变可能发生在颊侧或舌侧表面。在当代临床中，牙颈部1/3缺损可能是龋病以外的病因所致，但仍被称为 V 类病损。磨损、酸蚀和碎裂都可能导致牙颈部缺损，因此需要在这个区域进行修复。在1998年Mount和Hume的分类中，位于牙冠颈部1/3缺损被称为第三区域病损。在牙龈退缩后，暴露的牙根表面可能出现第三区域病损。

病因

龋病：当龋病在其他需要修复类型中发展时，它们与窝、沟或接触点等牙菌斑滞留区域有关。然而，在 V 类病损中，龋齿开始于牙菌斑的积聚。即使患者表现出良好的刷牙习惯，也会产生窝沟龋，但只有在刷牙技术较差且不能清除积聚牙菌斑的情况下，才会产生牙颈部龋。

磨损：磨损是由于牙齿接触（磨耗）以外的因素造成的牙体组织的损失。牙颈部边缘磨损的一个常见原因是过分热衷于水平式的刷牙或擦洗牙齿。

酸蚀：酸蚀是化学作用造成的牙齿硬组织的损失，这个过程不涉及细菌。这个过程可以根据酸的来源进一步分类，即内源性酸和外源性酸。内源性酸起源于胃，与进食障碍有关，如厌食症和神经性贪食症，或者与胃酸反流、反流性疾病有关。外源性酸是饮食成分中所含的酸，例如碳酸软饮料、水果或果汁。某些行业的工人，例如电池制造业或制酸工业的工人，也容易发生牙齿酸蚀。

碎裂：碎裂是一个理论过程，其中咬合力产生压力并沿牙釉质和牙本质至牙颈部区域，造成其表面的牙釉质折裂。

A Practical Approach to Operative Dentistry, First Edition. Gordon B. Gray and Alaa H. Daud.
© 2021 John Wiley & Sons Ltd. Published 2021 by John Wiley & Sons Ltd.
Companion website: www.wiley.com/go/gray/operative-dentistry

因为每种病因可能并不单独存在，而且这些病变具有多因素导致的性质，所以很难确定牙颈部1/3非龋性病变的病因。

外观

非龋源性牙颈部病变的外观可能与以下主要病因有关：

- 磨损可能产生边缘清晰的缺损
- 酸蚀产生广泛的、碟状但浅表的缺损
- 碎裂缺损通常为楔形，具有尖锐的内外线角

增加缺损发生率的因素

碳酸饮料和运动饮料的饮用对酸蚀性缺损的发生率有重大影响。当结合高糖量和频繁饮用这些因素时，就可能导致龋源性 V 类病损。这些情况在前牙更为普遍。如果患者的牙菌斑控制状况不佳，应在牙齿修复后给予饮食建议。

正在接受固定正畸治疗的患者，如果牙齿上有托槽或带状物，就有患颈部龋的风险。向这类患者推荐使用含氟漱口水及精细刷牙技术。

口干症患者有患 V 类病损的风险。400多种药物会导致口干。这些药物包括抗高血压药、抗抑郁药、镇痛药、镇静药、利尿药和抗组胺药。接受癌症治疗的患者易患口干症。化疗药物同时影响唾液的流动和组成。头部和颈部的辐射会损伤唾液腺，因此唾液中免疫球蛋白减少，会对唾液的保护能力产生不利影响。

其他情况也可能导致唾液流量减少。内分泌失调、抑郁、焦虑与压力、营养不良可能会导致口干。舍格伦综合征就是一种会导致口干、眼干的自体免疫性疾病。

直接修复技术

直接修复材料往往难以抉择，因为这些缺损的病因影响所使用修复材料的耐久性和临床成败。

美学区	非美学区
玻璃离子	银汞合金
树脂改性玻璃离子	玻璃离子
复合体	
复合树脂	
流动树脂	

V类病损的治疗计划和修复没有单一的解决方案。对缺损病因的彻底评估为治疗决策和患者咨询提供了良好的基础，以避免这些病损的复发。

非美学区的缺损可以使用银汞合金治疗，但自从《关于汞的水俣公约》签订以来，这种材料的使用已经减少。牙科银汞合金可以在因唾液或出血污染难以隔离的区域妥协性使用。然而，使用银汞合金充填的窝洞需要制备倒凹，并具有与侧壁成90°角的边缘。在许多情况下，与使用牙体粘接材料相比，使用银汞合金需要去除更多的牙齿结构。

当V类病损与口干症相关时，修复材料的选择取决于病变的位置。美学区缺损最好使用玻璃离子进行修复。在某些情况下，如果病变位于龈下，可能有必要使用排龈线或橡皮障与橡皮障夹来获得最大限度的术区隔离，从而取得临床成功。

玻璃离子是一种独特的修复材料，具有自粘接性，因为它可与牙齿结构化学粘接。此外，聚烯酸水门汀被称为"智能"材料，其向周围的牙齿结构释放氟化物，允许存在于唾液中的钙和磷酸盐离子通过修复材料并与氟化物结合以产生氟磷灰石使牙釉质再矿化。玻璃离子的另一个独特性质是为再矿化提供了初期的高含量氟释放，以及随着时间推移的长期氟释放。

为了获得光滑的表面光洁度，这些材料可以使用由能塑形窝洞边缘的铝或醋酸盐制作的成形片辅助充填。后者允许光通过，用于树脂改性的玻璃离子材料。用玻璃离子修复的窝洞应该用聚丙烯酸来调拌，以确保最佳的粘接。当修复材料达到初始硬度时，成形片才会被移除。多余的水门汀应该从周围的牙齿表面移除而不损坏其余的修复体表面。应小心确保水门汀不会脱水，外观不会变成白垩色。最后，应在修复体表面使用一层洞漆或树脂，以防止脱水或吸水。玻璃离子修复体在完全硬固后可以抛光，但这需要患者来复诊。

牙颈部玻璃离子水门汀（GIC）和复合体修复

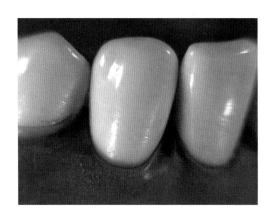

V类洞发生在所有牙颈部1/3，可能是由以下原因造成的：

- 牙菌斑控制不良引起的龋齿
- 内源性或外源性酸引起的酸蚀
- 不适当的刷牙方法引起的磨损
- 碎裂——咬合应力集中在釉牙骨质界处附近薄的牙釉质上，导致脆性牙釉质的断裂

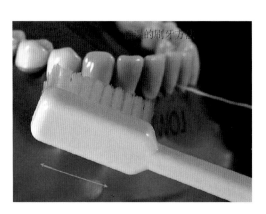

最常见的牙颈部缺损之一是刷牙不当造成的。如果水平向刷牙，会造成穿透牙釉质、到达其底层的较软的牙本质的缺损。

这可能导致敏感，并需要修复以覆盖暴露的牙本质。

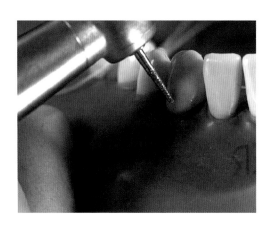

应该在牙齿周围放置一根牙线，以翻转橡皮障布，并将其从牙齿的颈部边缘向后固定。

可以在位于唇侧近牙龈1/3区域制备模拟磨损的窝洞，其形态类似于V形槽。

这可以通过在靠近牙龈1/3牙冠水平面以上和以下45°角来实现。

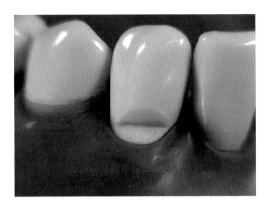

下表面已经制备了一个向上45°的倾斜面，以获得最终的模拟窝洞。

缺损的深度应该在牙本质内，这样窝洞至少有1.5mm深。

当使用粘接修复材料时，V类窝洞因不需要机械固位，所以光滑、无倒凹。

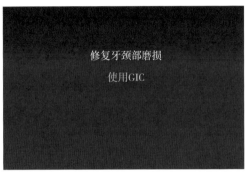

修复的第一步是使用成品化学固化型GIC。

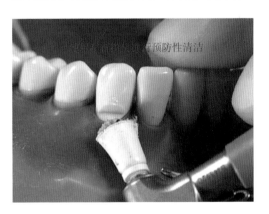

为了最大限度地发挥修复材料的粘接潜力，牙齿应该使用不含油和甘油的糊剂进行清洁。据报道，该糊剂应不含氟，因为氟可能对修复材料的粘接潜力产生不利影响。

可以使用抛光膏和橡胶抛光杯进行窝洞清洁。但不应该使用抛光刷，因为这些刷子可能会损坏橡皮障、撕裂牙龈，导致出血，进而影响窝洞的隔离。

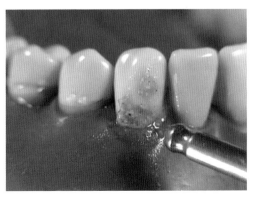

清除表面牙菌斑和碎屑后，用水彻底清洗该区域……

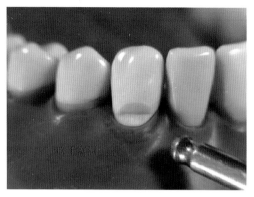

用压缩空气轻轻吹干窝洞。

重要的是，空气管道不能被来自压缩机的油污染，因为这将影响修复的粘接潜力。

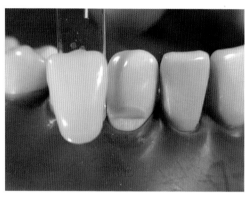

选择充填材料的颜色。如果牙齿没有染色，应该在操作开始之前比色，因为牙齿使用橡皮障后颜色会变淡。

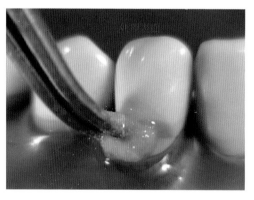

磨损的表面用25%聚丙烯酸溶液处理，以去除玷污层，提高GIC与牙釉质和牙本质表面的粘接强度。

使用一个小棉球进行处理，然后等待30秒。

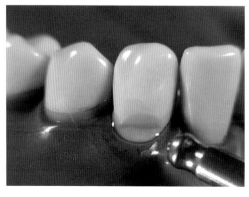

然后用三用枪中连续的水流冲洗酸液至少30秒。

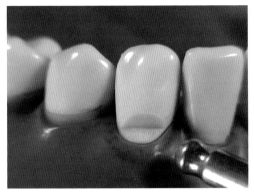

牙齿应该用三用枪中未受污染的压缩空气吹干。

在进行这一步骤时，必须注意避免使牙本质干燥，但是牙齿表面必须保持干燥。这与全酸蚀技术用于牙本质粘接和复合树脂的情况不同。

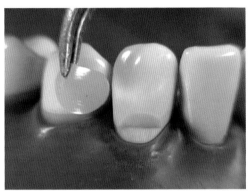

在"牙颈部成形片"盒中选择薄且预成形的铝箔，固定后可形成牙齿缺失部分的表面，并包含充填材料。此外，固定后可使充填物表面光滑，还可以将修复材料保持压缩状态。应小心确保铝成形片不会被镊子的锯齿夹持变形。可以使用粘接剂的小棒粘在成形片的唇侧面来避免这种情况的发生。

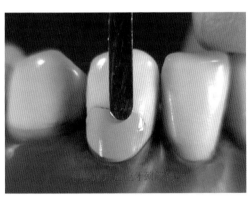

在调拌充填材料之前，将铝制成形片贴合并适应牙颈部轮廓。

可以通过将成形片放置在牙齿上并用钝的塑料工具调整边缘来实现。

如果成形片形态适应不良，最终充填物的轮廓将是不理想的，并需要在早期重塑GIC轮廓。

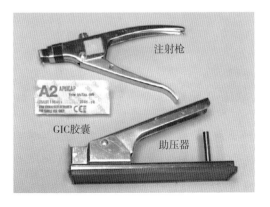

在这个步骤中，将使用一个成品GIC。图中所示为激活胶囊和混合水门汀所需的工具。

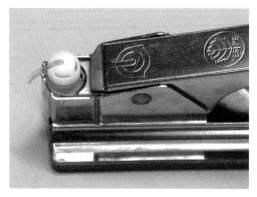

从无菌包装中取出颜色合适的胶囊并插入助压器中。注意，喷嘴朝前，胶囊的绿色塑料面朝向助压器的把手。

按下助压器的手柄并保持2秒，使内膜破裂。这使聚丙烯酸与铝硅酸盐玻璃接触。

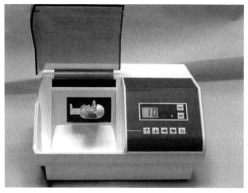

将活化胶囊置于混合器的支架内，喷嘴位于开口处的左侧。选择两个速度中较快的速度，并将时间设置为10秒。

所示类型的混合器需将保护盖关闭才能运行。

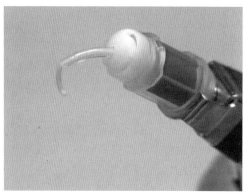

混合后，将胶囊从支架上取出，并将与喷嘴相对的一端插入注射枪。将弯曲的喷嘴向外拉出，压下枪柄数次，将内柱塞推入胶囊中，挤出混合好的水门汀。

胶囊型水门汀的主要优点是获得可再现的黏度和混合物质量。此外，该材料还可以直接注入窝洞。

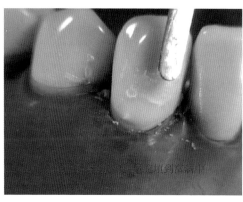

也可使用粉加液系统，用不锈钢刮刀在调拌纸上调拌正确比例的粉末和液体（2∶2）。调拌时间不应超过25秒。

使用塑料工具将其转移到窝洞中。

将混合后的GIC稍过量充填到窝洞中。放置时，可以使用塑料充填器粗略地形成正确的充填物轮廓。

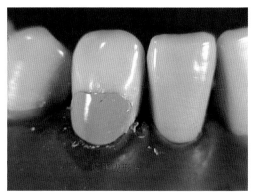

将预成形并事先适应过牙颈部形态的成形片放置在刚充填的GIC表面，紧密贴合周围的牙釉质表面。

静置5分钟，以确保化学固化充填材料达到其初始硬度。

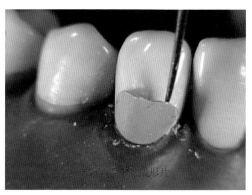

达到初始硬度后，使用尖头探针掀开边缘以移除成形片。

重要的是，要确保修复材料已达到其初始硬度。可使用塑料调拌刀测试留在调拌纸上剩余材料表面的硬度。

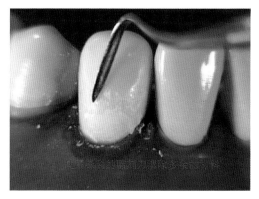

使用雕刻刀沿修复体的颈部边缘去除多余的材料，否则可能引起牙菌斑积聚。

注意，在这个初始塑形阶段，大部分的充填物表面都没有被触及。

注意材料在成形片内硬固后的光滑表面。

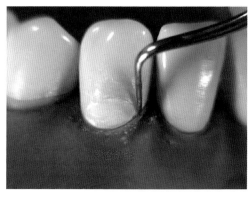

多余的充填材料应为薄薄的一层，并黏附在窝洞边缘附近的牙釉质表面。

除非存在材料严重过剩，否则应将清理工作推迟24小时。锋利的Half-Hollenbach雕刻刀可以用来去除覆盖在邻近牙釉质表面的多余材料。

白垩状的外观表明这种修复材料可以迅速干燥。

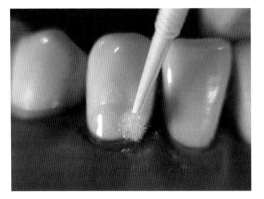

GIC必须在24小时内受到保护，否则它可能吸收或失去水分，进而削弱水门汀的基质，对充填物的使用寿命产生不利影响。

可以通过涂布洞漆或光固化单体bisGMA树脂涂层来防止水在材料表面的流动。

据报道，树脂在提供保护方面更有效。

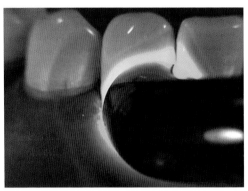

树脂应该保持30秒不受干扰，以使其渗透到材料内的孔隙中。这将提供足够的机械固位。

所述树脂层必须用波长为470nm的可见蓝光进行20秒的光固化。

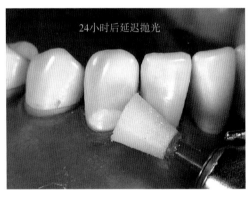

24小时后延迟抛光

对于仔细充填的修复体，这就是所有需要做的。当外形不合适时，可以用浸渍过磨料粒子的橡胶抛光尖、抛光杯和抛光碟来调整形状。

在材料最终固化和第二次离子交换发生之前，不应尝试重新修整外形。

这是因为铝硅酸盐玻璃的铝离子直到充填后24小时才完全硬固。

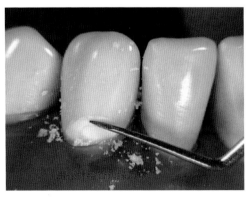

使用抛光尖和抛光杯后，应用探针检查修复体边缘的完整性。这是通过将探针在边缘处前后探查来实现的。

如果探针只在一个方向上移动，可能会漏查边缘材料过量的情况。

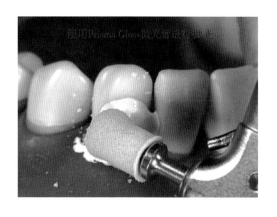

使用Prisma Gloss抛光膏进行抛光

完成重新修形和抛光后，材料表面可以使用抛光膏进行修整。

重要的是，这种抛光膏应使用具有一个单独转轴的毛毡抛光杯。不应用浸渍过磨料粒子的橡胶杯。

确保在两个抛光膏使用程序之间彻底清洗材料表面。

复合体修复

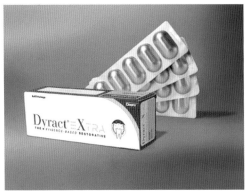

复合体也是另一种替代的修复材料。这种充填材料结合了GIC和复合树脂的特性。可使该修复体黏附在牙齿结构上，还可以释放和吸收一些氟离子。

该套件以子弹形式使用充填材料，用与复合树脂相似的子弹注射枪输入材料。此外，还提供了一种结合树脂。为方便起见，有多种颜色可供选择。

来源：经Dentsply Sirona许可出版。

接下来将修复图中所示的上颌尖牙的磨损模型。

复合体材料的外观优于GIC。出于这个原因，在美学区经常选择复合体材料进行充填。

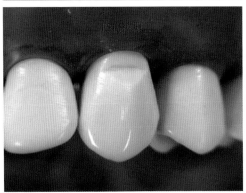

复合体材料包括铝硅酸盐玻璃和酸性可聚合树脂（TCB），TCB允许甲基丙烯酸酯基团聚合成长链，同时酸基团与玻璃充填物表面反应。

这一过程的初始阶段是相似的。用浮石粉浆清理表面聚积的牙菌斑。此时，表面污渍也将被去除，从而实现更准确的颜色匹配。

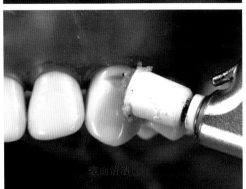

为了获得最好的效果，必须仔细比色。避免在隔离窝洞和颜色选择之间出现不必要的延迟。也可以在隔离之前比色。

注意比色板上正方形的颜色，因其与复合体套装上盖子的颜色相匹配。

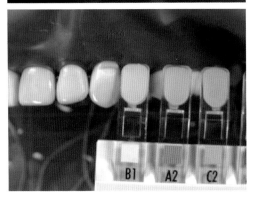

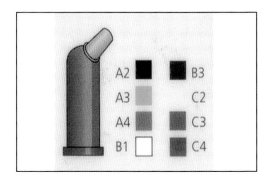

在呈现的系统中，彩色方块对应于不同深浅颜色的复合体。

套装上的盖子与比色板上的彩色方块一致。

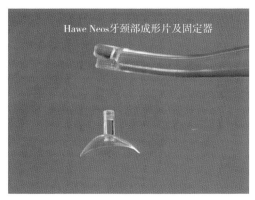

应选择符合牙齿外部解剖结构的牙颈部成形片。

这一阶段应在粘接程序开始之前完成。

当使用光固化材料时，透明成形片是必要的。Hawe Neos牙颈部成形片是由醋酸盐材料制成的，并有一个仪器来帮助定位并将其固定在牙齿上。

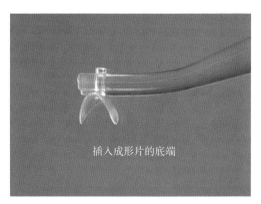

将突出的钉子插入固定器中，在操作过程中将其保持在该位置。

为了使成形片能够适应牙齿表面，末端必须通过过度挤压来进行贴合表面的塑形……

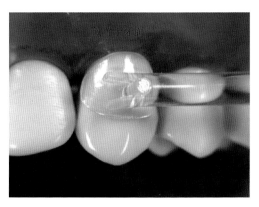

……然后轻轻地放在牙面上。

使成形片具有合适的形状。

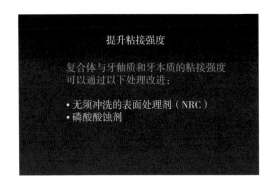

在未酸蚀的牙釉质和牙本质表面仅使用粘接树脂时，复合体与牙体结构的粘接强度较弱。

制造商建议使用以下任一种方法来酸蚀牙釉质和牙本质：

- NRC——顺丁烯二酸和聚丙烯酸的混合物，使用后静置20秒，然后风干
- 与使用复合树脂相同的方式使用磷酸酸蚀剂

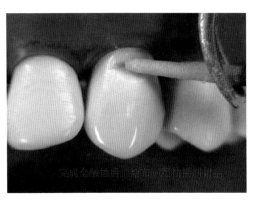

粘接树脂应在窝洞表面保持30秒不受干扰。

预处理剂和粘接剂含有弹性体树脂和PENTA。后者是甲基丙烯酸酯的一种极性磷酸酯，可以轻易地湿润表面，并与磷灰石晶体形成离子键。

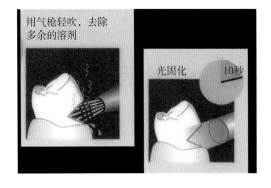

丁醇溶剂可以用无污染的柔和压缩空气来去除。

然后，粘接剂树脂应光固化10秒。

来源：经Dentsply许可出版。

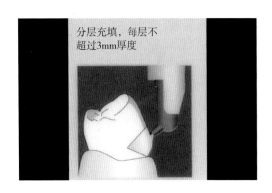

复合体可以轻松固化到3mm的深度。

大多数窝洞的深度≤3mm。

来源：经Dentsply许可出版。

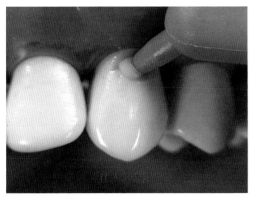

复合体套装被装入输送枪，材料直接输送到窝洞中。

这比用塑料调拌刀从调拌纸上转移充填材料更容易。

套装子弹输送系统比大容量的管状剂型的充填材料更昂贵，但它带来了巨大的便利，而且最适合在满足感控的情况下使用。

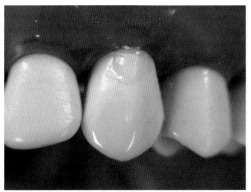

将稍多一点的材料放入窝洞中，并堆塑成与牙齿表面解剖结构大致相符的形状。

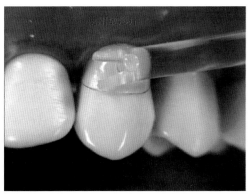

预成形的Hawe Neos牙颈部成形片覆盖在充填材料上，并牢固地固定在适当的位置，以确保仅有薄薄一层多余的材料。

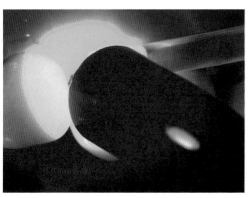

制造商建议，对于深度≤3mm的复合体，固化时间为40秒。

固化灯应尽可能靠近牙面，同时成形片仍牢牢固定在适当位置。

在穿过醋酸盐成形片系统时，光强损失很少。

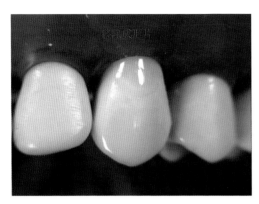

移除成形片后，可以检查底层复合体的光滑表面是否有气泡。

在相邻的牙齿结构上应该只有薄薄一层多余的材料。

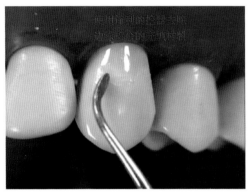

使用锋利的挖器可以去除多余的充填材料。

如果在涂布粘接剂树脂时小心操作，多余的部分将很容易从牙齿表面清除。

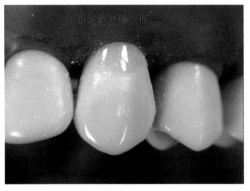

通过仔细的充填操作，应该可以在这个阶段形成光滑的复合体表面。

用探针检查边缘，如有必要，可用旋转工具进行调整。

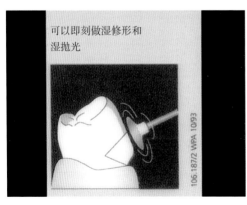

与化学固化的GIC不同，复合体可以立即进行修形。

"Enhance"系统非常适用于修形和抛光，因为大多数表面都可以接触到抛光盘、抛光尖和抛光杯。

来源：经Dentsply许可出版。

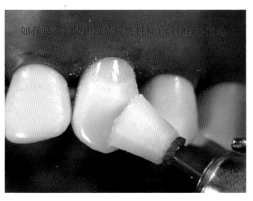

浸渍过磨料粒子的橡皮杯只能在修复体的边缘使用，尽量避免破坏轮廓和光滑面。

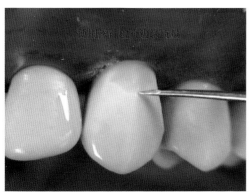

在这个阶段应该用锋利的探针重新检查边缘质量。应跨越边缘来回进行探查。

牙齿和修复体之间的衔接处应该是不可察觉的。

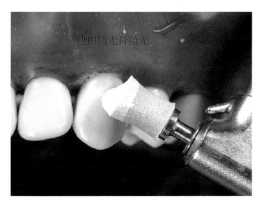

然后可以使用抛光膏对表面进行抛光。注意，使用的是不锈钢柄上毡毛抛光杯，不要使用浸渍过磨料粒子的橡胶抛光尖或抛光杯。

在涂抹超细抛光材料之前，请记住先清洗第一层抛光膏。

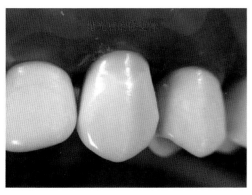

可以很容易实现高质量的表面修复。

一旦修复体吸收了水，玻璃离子聚合反应就可以通过羧基的电离侧基团进行。它们会与氧化铝硅酸盐玻璃的充填颗粒发生反应。

后一种反应能与牙齿表面进行一些离子交换以获得结合力，并释放氟离子，这可能具有一些防龋性。

参考文献

[1] Brennan, D.S., Balasubramanian, M., and Spencer, A.J. (2016). Restorative treatment for initial, cavitated and gross coronal carious lesions. *Australian Dental Journal* 61: 350–356.

[2] Canali, G.D., Ignácio, S.A., Rached, R.N., and Souza, E.M. (2019). One-year clinical evaluation of bulk-fill flowable vs. regular nanofilled composite in non-carious cervical lesions. *Clinical Oral Investigations* 23: 889–897.

[3] Michael, J.A., Kaidonis, J.A., and Townsend, G.C. (2010). Non-carious cervical lesions on permanent anterior teeth: a new morphological classification. *Australian Dental Journal* 55: 134–137.

[4] Sawlani, K., Lawson, N.C., Burgess, J.O. et al. Factors influencing the progression of noncarious cervical lesions: a 5-year prospective clinical evaluation. *Journal of Prosthetic Dentistry* 115: 5.

[5] Teixeiraa, D.N.R., Zeolaa, L.F., Machadoa, A.C. et al. (2018). Relationship between noncarious cervical lesions, cervical dentin hypersensitivity, gingival recession, and associated risk factors: a cross-sectional study. *Journal of Dentistry* 76: 93–97.

第3部分

间接修复体

Indirect Restorations

第9章
间接修复体
Indirect Restorations

在牙科技工室制作的间接修复体，其良好的就位要求具有与之相匹配的牙体洞形预备，且牙体预备应无倒凹。间接修复体在口内的戴入不应产生任何应力。理想情况下，这样的间接修复体应对剩余牙体组织起到保护和强化的作用。

间接修复体应被粘固或粘接到剩余牙体组织上，并提供良好的固位和边缘封闭。对于非粘接性修复体的粘固，牙体表面与修复体之间的接触面积和牙体轴面聚合度尤为重要；而粘接性修复体的大部分固位力则依靠树脂水门汀的化学粘接力而实现。

以下是间接修复体的3种类型：

- **冠内修复体**，例如嵌体。它是一种完全嵌入临床牙冠内的修复体
- **冠外修复体**，例如全冠。它是覆盖在牙体预备上的修复体，可以对牙冠表面进行完全覆盖或部分覆盖，部分冠又可分为3/4冠或7/8冠
- **冠内–冠外结合式修复体**，例如嵌体/高嵌体。该修复体的一部分嵌入牙冠内，而另一部分则覆盖牙尖，对牙尖起保护作用。在对磨耗牙的治疗中，可将金属或牙色的非金属高嵌体粘接到磨耗牙的𬌗面来恢复牙体的解剖外形（图9.1）

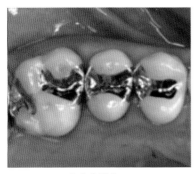
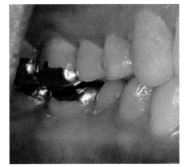

金合金嵌体　　　　　金合金高嵌体

图9.1　左图所示为邻𬌗冠内修复体，右图所示为牙尖覆盖式的金合金高嵌体，对牙尖的覆盖保护能防止牙折的发生。

A Practical Approach to Operative Dentistry, First Edition. Gordon B. Gray and Alaa H. Daud.
© 2021 John Wiley & Sons Ltd. Published 2021 by John Wiley & Sons Ltd.
Companion website: www.wiley.com/go/gray/operative-dentistry

全冠的材料可分为以下几种：

- 金属合金——贵金属、半贵金属或贱金属合金
- 陶瓷
- 复合树脂
- 烤瓷熔附金属，例如金属烤瓷全冠（PFM）

金合金美观度欠佳，却具有一些有利的物理特性。其强度和耐磨性均与牙釉质相近，所以是高嵌体、全冠或部分冠理想的材料选择。通过失蜡技术，先制作一个具有理想解剖形态的修复体蜡型，然后在牙科技工室里将其包埋、高温加热失蜡并铸造成金合金全冠。通常该修复体非常薄。

传统**陶瓷**是一类脆性很大的材料，在临床中，如果其厚度<0.5mm且无牙体硬组织支持，则常发生折断。只有当陶瓷冠粘接到牙体硬组织上时，此材料本身的物理硬度才能得以体现。以前，这类材料常被用于制作前牙修复体；现因高强度陶瓷的问世，该类陶瓷则常用于制作后牙修复体，例如In-Ceram和Empress。

用于制作间接修复体的**复合树脂**有着较高的强度和耐磨性。这类复合树脂可用于嵌体、高嵌体和单冠的制作。这类材料可与牙本质、牙釉质进行粘接，且复合树脂材料对对颌牙的磨耗度也比其他材料更小。

PFM全冠兼具陶瓷的美学特性和金合金的强度与耐磨性。与陶瓷冠和金合金全冠相比，PFM全冠需要更宽的牙体肩台预备，为1.3 ~ 1.5mm。

牙体预备的原则

以下内容为全冠修复的牙体预备适应证、所有类型修复的基本原则和冠外修复体的修复原则。

全冠修复的牙体预备适应证：

- 大面积缺损的牙齿
- 外伤牙
- 磨耗牙
- 牙齿发育不全
- 改变牙齿的外形、大小和轴向
- 改变咬合
- 用作其他修复体的基牙，例如固定桥
- 牙髓治疗后的修复
- 美学修复

所有类型修复的基本原则：

- 生物学／机械力学原则等
- 去除病变组织
- 保留牙体组织
- 修复体外形
- 咬合稳定
- 牙髓健康
- 牙周健康
- 牙体和修复体的耐久性
- 良好的美观性

冠外修复体的修复原则：

- 保留牙体组织
- 固位和抗力
- 边缘密合度
- 强度和结构的耐久性
- 咬合稳定

（1）保留牙体组织

值得引起重视的是，尽管冠外修复体要求磨出部分牙体组织，但它对牙体组织的保留效应是长期的。例如，通常经牙髓治疗的后牙折断率较健康天然牙更高，因此需进行全冠覆盖。

修复前，我们应从3个方面进行考量：修复体类型、修复体材料和相应的牙体预备量。

冠外修复应在达到治疗目的同时，尽量遵循保守的原则，应考虑到以下几方面：

（a）全覆盖或部分覆盖

（b）修复材料的选用

全覆盖或部分覆盖

如果牙体的高度和聚合度能保证修复体的固位形，则牙体结构的完整表面应被保留，不应以便利或快速等为由将牙体组织磨除。

部分覆盖修复体的优缺点

部分覆盖修复体指MOD高嵌体、3/4冠或7/8冠。这类修复体牙体预备量较小，某部分的牙体组织得以完全保留。如此可以对该修复牙进行牙髓电活力测试和敏感度测试。牙齿的天然解剖标志可被保留，这样有助于牙体预备和相应修复体的技工室制作。修复体边缘多位于龈上，因此也降低了印模制取的难度。此外，修复体的就位也因轴壁的存在而变得较容易，且溢出的粘接水门汀也易于清除。

其缺点为，因修复体边缘较长而更易发生继发龋。另外，修复体的固位形和抗力形会因其美观要求受到限制。

修复材料的选用

不同类型修复材料的选用决定了牙体预备量的多少。

金合金全冠

金合金全冠被认为是最理想的冠外修复材料。其硬度与牙釉质相近，在口内无蠕变，铸造精准度高，且蜡型制作可赋予牙冠精美的解剖形态。修复体可保持在较薄的厚度范围内，尤其有利于修复体边缘的成形。因美观因素的限制，一部分牙医对其临床应用有所保留。

陶瓷全冠

传统**长石质陶瓷**全冠美观度最佳，但由于脆性大，在较薄的部位易发生断裂。所以陶瓷全冠的厚度要求远大于金合金全冠。这类传统的陶瓷材料强度较小，所以不适用于后牙和多单位固定桥的修复。裂纹可能产生于瓷表面的微孔，特别在没有支撑的情况下，这些微孔在拉伸或弯曲时打开，会影响到修复体的边缘设计。牙科陶瓷硬度大于牙釉质，在未上釉的状态下会对天然牙表面造成磨损。

如今的陶瓷全冠也被称为**全瓷冠**，是一类强度较高的材料。最常见的是**氧化锆基陶瓷**。氧化锆基陶瓷具有较好的机械力学特性，其商品名因材料制造商而异，例如，Procera、Lava、In-Ceram、E-Max。

PFM全冠

金瓷结合兼具良好的机械强度和美学表现，但比金合金全冠或全瓷冠需要更多的牙体预备量。虽然也可在咬合功能面上进行堆瓷，但理想状况下，咬合面应为金属。

牙体预备要求

牙体预备量应适可而止，预备空间应足以提供修复体的外形凸度，无须为获得足够的修复体厚度而对其轮廓进行过度塑形。如果过多磨除牙体组织，牙体组织强度就会被削弱。

牙体预备必须遵循解剖形态，例如，应根据𬌗面解剖形态进行预备——平坦的𬌗面预备会使本已较短的临床牙冠高度进一步降低，从而削弱其固位力。同时，平坦的预备也会过多地磨除牙体组织。反之，𬌗面窝沟预备不足则会造成功能性解剖形态的修复空间缺乏。

牙体预备量需建立在最终修复体材料类型的基础之上。金合金要求殆面覆盖的预备量为1mm，功能牙尖处为1.5mm，在前牙的腭侧厚度则可为0.8mm。相反地，全瓷冠的轴面预备量要求则为1.1mm，而PFM全冠唇（颊）侧的预备量至少为1.3mm。

功能牙尖的预备量要稍多，例如上颌牙腭尖和下颌牙颊尖，需预备一个较宽的功能斜面。如果未预备该斜面，蜡型和合金铸造后的修复体在此部位会过于薄弱；如果仅加厚这个部位，则咬合接触会变高，或在下颌侧方运动时造成咬合干扰。

通常牙体预备都是过量的，定深沟的应用和明确预备车针直径是控制预备量的有效方法。

预防折断和磨损

冠外修复体对牙体组织的保留可以预防牙体折断和磨损。如果修复体能通过具有稳定的咬合接触和避免剩余轴壁受力来控制咬合负载，牙折发生的概率才能被降低。

（2）固位和抗力

固位和抗力的含义一定要明确。

固位形包括抵抗修复体沿牙体长轴方向脱位的牙体预备特征。

抗力形包括抵抗修复体在非就位道方向脱位的牙体预备特征。

虽然固位和抗力有一定关联，但并无直接关系，而抗力在二者中更为重要。水门汀在压应力下较坚固，而在剪切力下较薄弱。因此良好的抗力和固位是减少水门汀所受剪切力的重要前提。

固位

固位主要是一种表面积效应，并依赖于：

- 牙体预备的高度
- 直径
- 聚合度

理论上，两个相对的轴壁越平行，固位越好。为了避免形成倒凹和牙冠难以就位，需要形成一个轻微的聚合度。轴壁的聚合度同时也能在粘固戴牙时帮助水门汀溢出。最佳聚合度约为6°，这在临床中难以控制。如果临床牙冠高度足够的话，牙体预备的聚合度应大一些（约为10°），以便于最终修复体的戴入。临床牙冠较短的牙体预备，因固位和抗力较差，其聚合度需较小。常使用锥形车针，使其平行于牙体长轴以进行微小聚合度的预备。

抗力

在某些情况下，即使在临床预备了额外的抗力形也未能提供足够的抗力，则需借助冠延长术来增加临床牙冠高度。固位沟、固位槽和盒状洞形是通过减小最终牙冠旋转半径来增加固位的一种辅助牙体预备形式。这类预备应沿牙体长轴进行，而并非与轴壁平行。邻面沟应位于健康的牙体组织内，应尽量避免在修复龋坏或牙折的充填材料中预备邻面沟。邻面沟的洞壁需垂直于使修复体脱位的应力方向，并提供足够的抗力；邻面沟同时也有助于增加牙体的高度／直径比，从而增强牙冠的固位。

（3）边缘密合度

日常牙体预备不应将边缘置于龈缘下，而应根据牙医的完成情况、患者的清洁能力和印模制取的难易程度来决定其位置。应尽量避免将龈缘预备停止在树脂核材料上，最好能将龈缘放在健康的牙釉质上。

在下列情况下，可将龈缘预备至龈下：

- 深至龈下的龋坏或牙折
- 现有修复体或核堆塑已位于龈下
- 需延长轴向高度而增加固位
- 美观程度及其重要性

完整的边缘预备能够帮助减小边缘与修复体龈缘之间的缝隙。而边缘预备设计则取决于冠材料的选用和临床修复的复杂程度。

龈缘设计的类型

详见图9.2。

刃状边缘

刃状边缘类似于"滑动接头（slip-joint）"。金属修复体颈缘成锐角，即使修复体在𬌗方就位稍欠时，边缘仍有封闭。刃状边缘仅适用于金合金铸造冠，戴牙后仍可对冠颈缘进行一定的打磨抛光。这种冠边缘设计优势也较为突出：

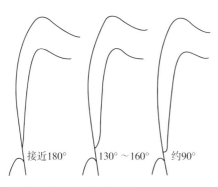

全冠边缘的完成形态

接近180°　　130°～160°　　约90°

图9.2 几种不同的全冠龈缘形态。

- 刃状边缘的设计不要求牙医预备一个显而易见的牙体边缘
- 该边缘未能给技工提供一个明确的龈缘线
- 由于金属冠边缘太薄，铸造冠轴壁可能缺乏刚性
- 为了提供明确的冠龈缘和一定硬度，修复体边缘可能被加厚

肩台边缘

瓷修复体在受到非压应力时脆性较大且易断裂，所以其边缘预备必须为肩台或有角肩台。宽的肩台边缘在瓷修复体受到殆向力时能提供支撑，减低崩瓷的可能性。瓷粉烧结时会发生一定收缩，颈缘密合度会受一定影响。

90°内直角常会导致发生在牙体边缘的应力集中，所以应将直角磨除，"有角肩台"一词由此而来。

肩台边缘不适用于金属修复体，肩台并非锐角边缘，且无法通过打磨抛光来尽量减小边缘缝隙。与其他边缘类型相比，肩台边缘要求较大的牙体预备量。

凹形边缘

凹形边缘的预备形式介于刃状边缘和肩台边缘之间，更适用于金属修复体的边缘设计。它是一种锐角边缘，并且不需进行过度的牙体预备来保证修复体轴壁厚度和硬度。该肩台设计在修复体与其下方的水门汀之间能产生最小的应力，脱粘接的概率也大大降低。其他优势还包括凹形边缘的临床可见性，印模材料可捕获，且石膏代型边缘易于辨认。

（4）强度和结构的耐久性

牙冠必须具有以下特征：

- **足够的刚度**以抵抗弯曲。这对修复体的龈缘尤为重要；如果修复体轴壁太薄，例如刃状的龈缘会增加牙冠变形的概率，也会造成水门汀的断裂
- **足够的厚度**以抵抗磨损和折断。金合金全冠殆面的厚度需要1mm，功能牙尖斜面区厚度需要1.5mm。金属烤瓷全冠的厚度需要1.75~2mm
- **结构耐久性**需要对应力加以控制。凹形边缘的应力集中小于肩台边缘，而当需要进行肩台边缘预备时，要将肩台水平部分与牙体轴壁的转角磨圆钝，以减少该部位的应力集中

（5）咬合稳定

任何戴入患者口内的牙冠必须与口内咬合接触所协调。而全冠也可用于咬合重建的患者，以改善患者现存的咬合紊乱。

修复前必须要进行咬合功能检查，制取研究模型、转移面弓，并将模型上殆架。此时必须将患者口内的咬合关系准确转移出来，例如尖牙保护殆或组牙功能殆、前牙

引导𬌗和侧方运动时的咬合干扰以及后退接触位（RCP）和牙尖交错𬌗（ICP）之间的差异。

嵌体或全冠修复的患者评估

对患牙是否进行间接修复的决策不应只基于机械力学的考量，其他因素也应该纳入考虑范围。如果未能做好审慎的全面评估，可能导致修复失败。

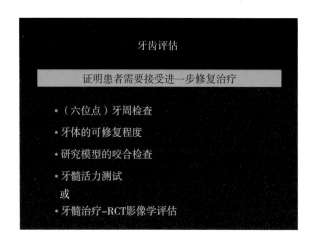

MOD金合金高嵌体

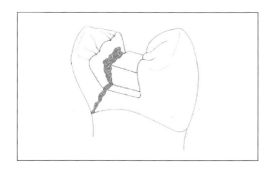

图中所示为前磨牙的缺损面积。当完成MOD洞形预备后，因边缘嵴被磨除，该牙体强度仅有完整牙体的36%。这对牙齿强度的影响很大。剩余牙体的强度则取决于殆面洞的宽度。

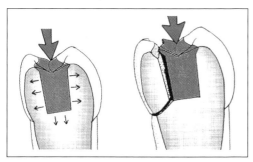

金合金嵌体的洞形预备无须倒凹，轴壁略微敞开。人们早就认识到，该设计被认为会产生分离牙尖的楔效应。在殆面峡部较宽时，楔效应尤为明显。

当嵌体承受殆力时，殆力沿修复体边缘和底部传递，洞壁受到的应力会造成牙尖折断。通常可看到断裂线与洞底转角成45°角。

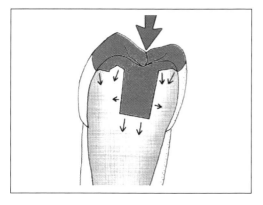

高嵌体的应力传递区域较宽泛，可降低牙折的概率。另外，高嵌体对牙尖的覆盖也避免了在承受殆力时对下方牙体的楔效应。

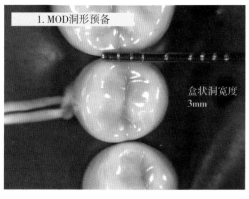

1. MOD洞形预备

盒状洞宽度 3mm

牙体预备阶段1为MOD洞形预备。

MOD洞形预备的第一阶段是去龋，然后对剩余牙尖强度进行评估。

在此病例中，龋坏位于近远中邻接点下方，宽约3mm。可见龋损由殆面窝沟基底延伸至釉牙本质界。

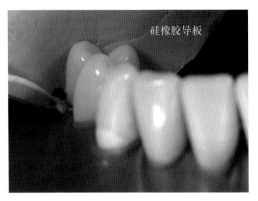

硅橡胶导板可用于牙体预备量的检查，可在模型上方看到导板的使用。

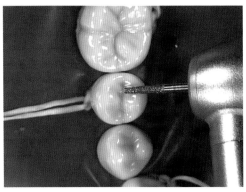

在此牙体预备序列中，会使用锥形钻进行预备。图中所示为涡轮机上夹持锥形金刚砂钻。

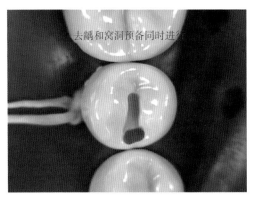

从龋坏的近中开始去龋，然后扩展至边缘嵴。可见近中部分的去龋范围较深。

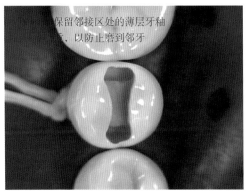

同样的方法预备窝洞的远中部分。先保留边缘嵴外侧的牙釉质，以防止邻牙的误伤。

近远中邻面盒状洞形的预备应向龈方扩展至健康牙体组织上。

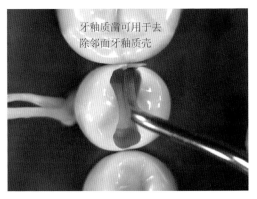

可用牙釉质凿将邻面盒状洞形外侧的薄层牙釉质折断去除，这样能防止误伤邻牙邻面。

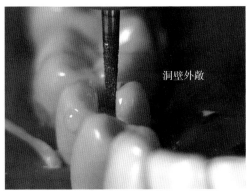

洞形的侧壁需外敞3°～5°。

可利用裂钻的锥度来校正洞壁的外敞度。在预备外敞度时车针必须垂直于殆平面。

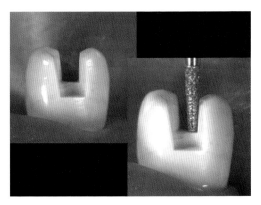

如图所示，截面为邻面盒状洞形洞壁间所需的外敞度，以及殆面洞与邻面盒状洞形的连接。

如果外敞度太大，会导致修复体固位力的减弱。

可用锥形车针来检查窝洞各个轴壁的外敞度。

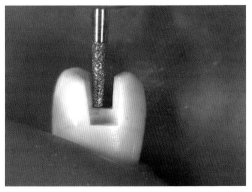

……并检查窝洞内有无倒凹。

如果车针和洞壁之间存在缝隙，则说明洞壁外敞度过大。

此处可见一个微小的缝隙。

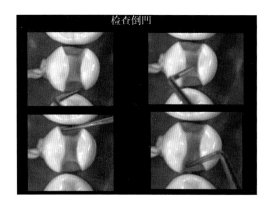

检查倒凹很重要。可用单眼法进行检查。

在这个视野中，可用单眼追踪探针在窝洞中的探查走向。

在检查倒凹时，口镜法和单眼法检查是两个重要的方法。

在单眼观察下，探针尖在窝洞的所有线角处均可见。

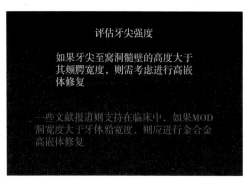

如果牙尖强度不足，应考虑用高嵌体修复，预防牙体折断。

许多临床牙医更倾向于对根管治疗后的牙体进行牙尖覆盖的修复。

一些人认为根管治疗后牙齿的脆性增加，而另一部分人则认为由于牙周膜的本体感觉改变，所以对牙齿施加了更大的力。

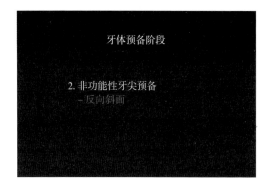

下一阶段的牙体预备为非功能性牙尖的预备，高度约为1mm。

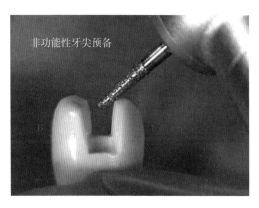

该牙尖的预备遵循解剖学形态走向，车针与洞缘成45°角进行磨除。

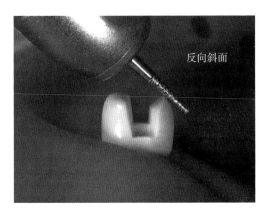

反向斜面

反向斜面与牙尖的外表面成45°角。

牙尖处的牙体预备应遵循牙尖的解剖形态进行，从颊面观，预备后的牙尖仍具有近中和远中斜面。

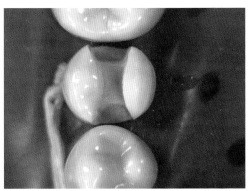

预备完成后，非功能性牙尖形态仍似屋顶状。

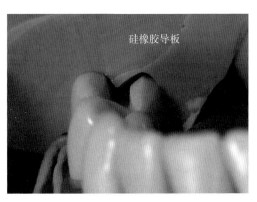

硅橡胶导板

放入硅橡胶导板后，可见牙尖处的牙体预备量约为1mm。

颊侧边缘应有一个较小的角度，金合金嵌体的边缘在此处逐渐变薄。

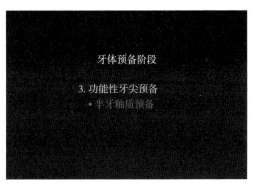

牙体预备阶段

3.功能性牙尖预备
• 半牙釉质预备

该牙体预备对功能性牙尖的额外要求与其他预备不同。

这个区域的牙体预备也被称为"半牙釉质预备"。

它的功能和反向斜面相近，可防止殆力作用导致的牙尖侧移。

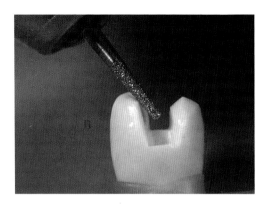

此处不应只预备反向斜面，而是要进行1.5mm的预备，以能够承受更大的功能性负载。

车针与洞缘成45°角进行屋顶状的牙体预备。

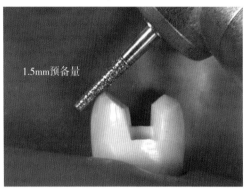

预备功能性牙尖的外侧斜面。

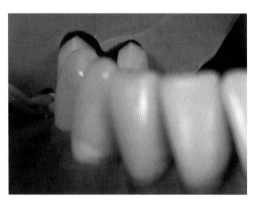

硅橡胶导板检查功能性牙尖的预备量为1.5mm。

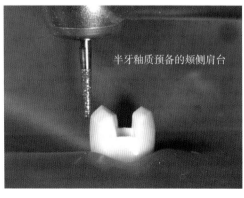

反向斜面的边缘处应进行一个窄肩台预备，以提供足够的边缘强度和支撑作用。

注意，完成半牙釉质预备后会形成一个侧壁。该侧壁应与窝洞侧壁平行，且无倒凹。

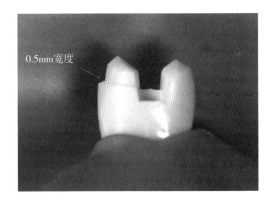

肩台的深度应为0.5mm，从一侧盒状洞形的颊侧壁扩展至另一侧。

当患者上下颌咬合时，肩台要位于咬合接触点近龈缘侧的下方。

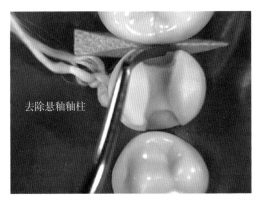

用牙釉质凿将龈壁底部的无支撑釉柱去除。

可插入木楔避免软组织和橡皮障的损伤。

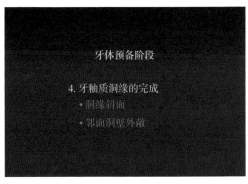

牙体预备的最终阶段，洞缘上要制备斜面，利于铸造金合金薄边缘。经过打磨抛光可促成完美的边缘密封。

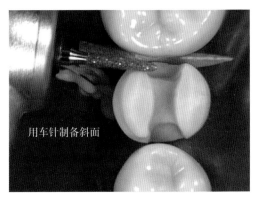

常用鱼雷状凹形边缘车针进行颈缘斜面和邻面洞壁外敞的制备。

该车针呈鱼雷状，常用于凹形龈缘的制备。

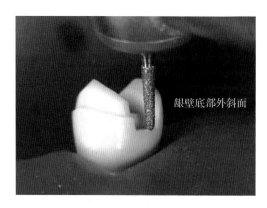

龈壁底部外斜面

用该车针尖端沿着盒状洞形的龈缘进行凹形边缘的预备。

此图展示了将车针尖端放在盒状洞底外侧的牙釉质边缘上进行预备。

可在邻间隙中插入木楔，避免损伤橡皮障和牙龈组织。

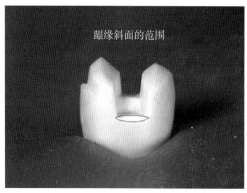

龈缘斜面的范围

图中椭圆形框内所示为龈壁外侧的斜面。

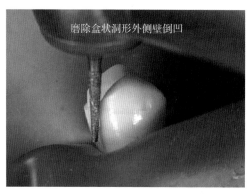

磨除盒状洞形外侧壁倒凹

盒状洞形外侧壁也必须进行修整，由于在外侧壁上预备外斜面，常导致牙体外形高点下自然倒凹的形成。

在外形高点处的预备就是为了避免倒凹的出现。这样的预备可能造成较薄的洞形边缘。

这个概念较难理解。

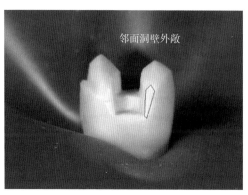

邻面洞壁外敞

邻面洞壁外敞的预备应与冠方牙体外展部分一致。

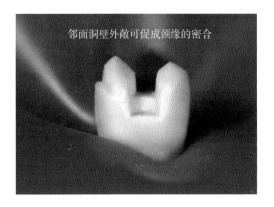

外敞邻面和颈缘斜面的功能都是为了提高修复体边缘的密合度。

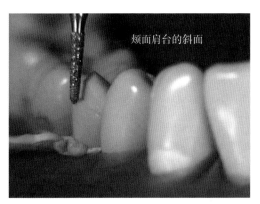

如果肩台外缘为直角，可能会导致金合金铸造后的边缘缺陷。

为避免该问题的发生，应在颊侧肩台的外侧缘进行斜面的半牙釉质预备。

可用877号车针的尖端来进行斜面预备。

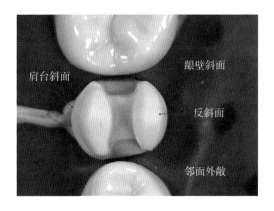

预备后的洞形边缘斜面：
- 龈壁底部外侧
- 邻面外敞
- 半牙釉质预备斜面
- 反斜面

金合金全冠

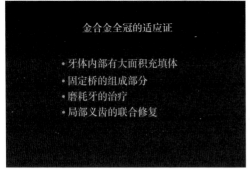

金合金全冠的主要适应证为牙体内部有大面积充填体的牙冠修复，该情况下咬合功能的考量大于外形美观度。

在磨耗牙和局部义齿的治疗时，也常用全冠恢复牙体的解剖外形。在后者的金合金全冠上可直接恢复出可摘局部义齿的𬌗支托和导平面。

金合金全冠也可用作固定桥的固位体。

将有蓝色标记的上颌第一磨牙用于金合金全冠的牙体预备的示例。

可以看到这颗牙齿有一个连接远中颊尖和近中腭尖的斜嵴。

上颌牙的腭尖为功能性牙尖。

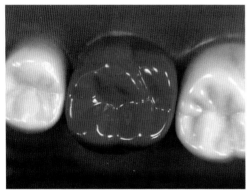

第一阶段的牙体预备为遵循𬌗面解剖形态的牙尖、嵴的均匀预备磨除。

预备深度由牙尖的功能而定。

颊侧非功能性牙尖的推荐预备量为1mm，腭侧功能性牙尖的推荐预备量为1.5mm。

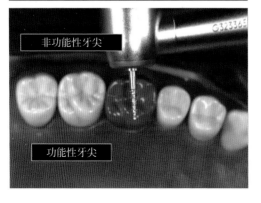

在上颌磨牙中，腭侧牙尖为与下颌有咬合接触的腭尖，颊尖为非功能性牙尖。

注意，预备所用的车针为中号锥形的金刚砂钻。此车针为冠外修复体的牙体预备需进行大量磨除时的理想选择。

磨除时涡轮机应喷水来帮助牙体降温和清除车针表面的碎屑。

接下来的图片展示中，用硅橡胶导板来检查牙体预备量。

在预备前的牙体和邻牙上预制硅橡胶导板。

硅橡胶聚合后，用刀片沿颊舌向将其切开。

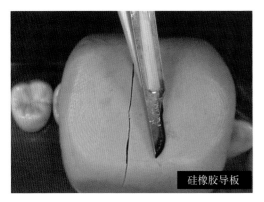

硅橡胶导板

在此视野下可见硅橡胶导板的远中部分被放置在即将预备的牙体上。

预备后可用该导板进行预备厚度的测量。

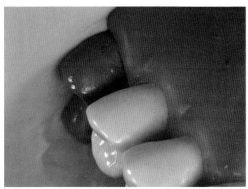

如图所示，为了指示𬌗面的磨除量，可用F/G554车针对𬌗面全部颊沟宽度进行预备。

车针尖端的直径约为1mm。

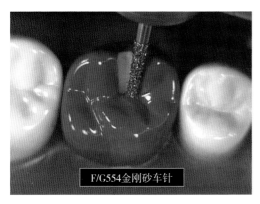

F/G554金刚砂车针

引导沟预备后，遵循牙尖嵴和斜面走向，均匀磨除牙体组织，并保留牙尖的解剖形态。

也可称之为"平面牙尖的预备"。

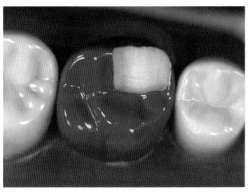

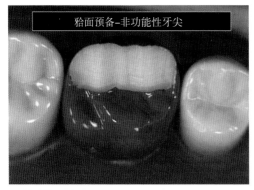

非功能性牙尖的预备量为1mm，预备从一侧边缘嵴扩展至另一侧边缘嵴。

遵循解剖形态的预备可保证牙尖预备量足够、均匀且微创。

为避免邻牙的误磨，可在此阶段适量保留边缘嵴外侧的牙体。

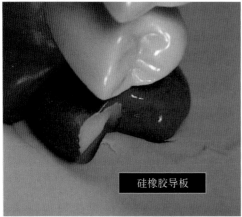

用硅橡胶导板检查此时的牙体预备量。

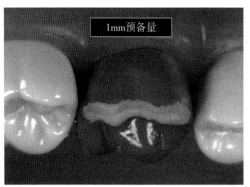

从颊侧清晰可见，𬌗面预备量为1mm。

未预备的功能性牙尖和已预备的非功能性牙尖之间可见一明显的台阶。

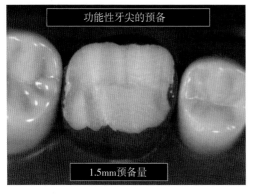

功能性牙尖的𬌗面预备量为1.5mm。

应在最大限度遵循𬌗面解剖形态的基础上进行牙体预备，以保证铸造冠的结构刚性和金合金在𬌗面的均匀厚度。

金合金厚度均匀不仅可提高铸造的准确性，也可减少气孔的产生。

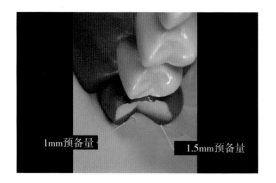

将硅橡胶导板放在牙体上以检查预备量。

注意，𬌗面的预备顺着牙尖向下、向外进行，会导致导板下方原始牙尖定位的消失。

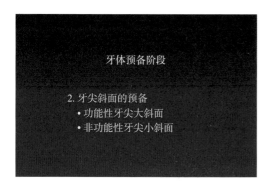

使用相同车针进行功能性牙尖斜面的预备，深度约为1.5mm。

斜面与牙体长轴成45°角，与对颌的下磨牙牙尖斜面角度一致。

在非功能性牙尖上也需制备一个浅斜面。

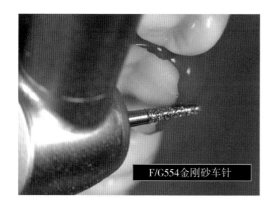

使F/G554车针与牙体长轴成45°角进行斜面的预备。

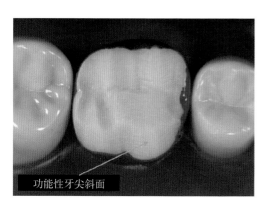

如图所示，𬌗面预备已完成。

注意，𬌗面边缘的预备包括了腭侧边缘和邻面边缘邻接点上方的预备。

这样可以防止邻牙表面的误磨。

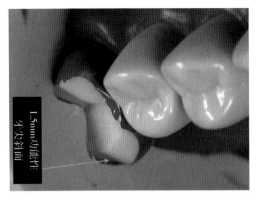

如图所示，硅橡胶导板下预备量清晰可见。

预备后的牙尖位置遵循其原始牙尖定位。

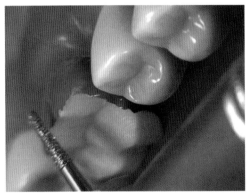

在非功能性牙尖上制备斜面。

与功能性牙尖斜面类似，车针与牙体长轴成45°角进行磨除。

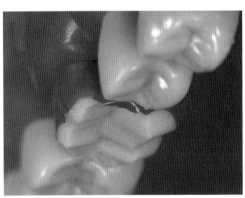

与功能性牙尖斜面相比，非功能性牙尖斜面较浅。其预备量不应大于1mm。

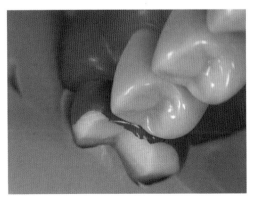

预备完成后的牙尖定位应位于原始牙尖下方。

斜面预备前，𬌗面颊腭向宽度先变宽，随着斜面的预备，𬌗面宽度随之缩窄至预备原始宽度。

此时，嘱患者咬合，检查上下牙咬合时，𬌗面预备空间是否足够，也可用绿色咬合指示蜡进行空间的检查。

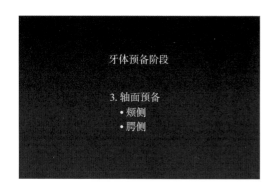

接下来是颊侧、腭侧表面的牙体预备，两个面相互平行，并形成一个殆向聚合度；每个面的聚合度≤5°，总体聚合度<10°。

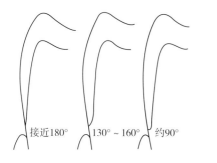

全冠边缘形态

接近180°   130°~160°   约90°

龈缘可分为以下几种形式：

- 刃状边缘（180°），难以观测，且易造成铸造冠边缘在完成时的变形。它的优点是边缘与牙体表面的密合度较高
- 对接式边缘（90°），易于观测，铸造冠不易发生变形，但金合金铸造冠较难形成对接边缘
- 135°凹形边缘，是一个较好的折中形式，且易于观测。铸造冠边缘不易变形，与牙体表面的密合度尚可接受

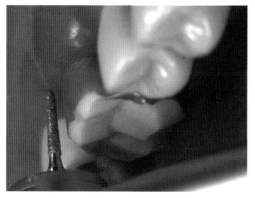

可用鱼雷状金刚砂车针进行龈缘的制备。

在预备轴面时，车针应与牙体长轴平行；车针尖端应置于龈缘上方，龈缘应定位在患者可清洁的水平。

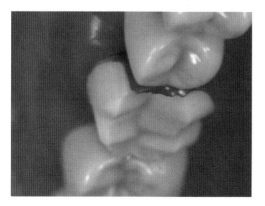

用鱼雷形的金刚砂车针可获得正确的边缘预备形态。

在预备轴面时，车针应与牙体长轴平行；车针尖端应置于龈缘上方，龈缘应定位在患者可清洁的水平。

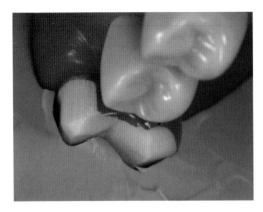

用硅橡胶导板检查预备量，轴面预备量应为1mm。这样厚度的预备可为铸造冠提供足够的刚性。

注意，颊面的预备应严格区分出轴面和殆面的两个预备阶段。

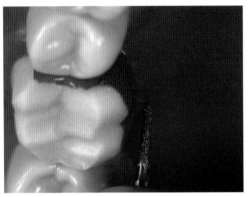

腭侧表面的预备与颊侧相似。

车针应与颊侧面平行，在磨除的同时与颊侧表面形成一个≤10°的殆向聚合度。

如果该聚合度>10°，修复体的固位会受影响。

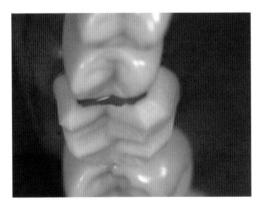

该视野展示了殆面遵循解剖形态的预备，可见功能性和非功能性牙尖斜面，以及轴面的预备。

此时尚未进行邻接面和殆面边缘嵴的预备。

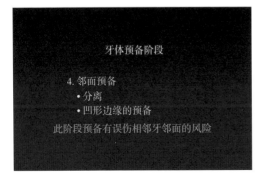

牙体预备的下一阶段为邻面预备，可分为两个步骤，以降低误伤邻牙的风险。

首先用细长的锥形车针磨除邻接点。

然后进行金合金修复体135°凹形边缘的预备。

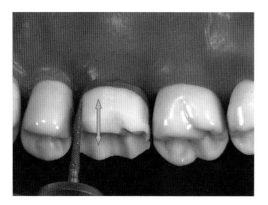

用锥形金刚砂精细车针垂直锯开邻接面，但切勿磨及邻牙表面和下方的龈乳头。

从此视野来看，邻面较凸，此阶段只需磨除该凸面，预备一个垂直的牙面；车针应时刻紧挨预备牙体的表面。

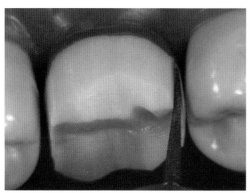

如图所示，车针的角度应时刻紧挨预备牙体的表面。

锯式磨切时，应少量向邻牙表面加压。

锯式磨切的作用为：
- 提高小直径车针的切割效率
- 磨切的同时，扩宽视野

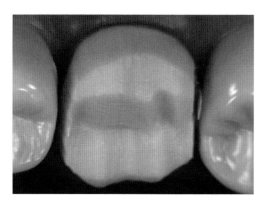

分别以锯式磨除近远中邻面的牙体组织，在邻接点处可保留一块薄的牙体组织。

理想状况下，这块牙体组织可直接用挖匙移除。这样就可避免误磨任何邻牙牙面。

接下来需进一步对邻面进行预备，以保证足够的修复空间。

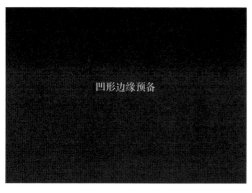

凹形边缘预备

龈缘应为凹形。

起初邻面的分离应该为鱼雷状车针进入邻面提供空间。

如果该车针无法顺利进入邻面，则应再次用邻面打开车针进行预备，扩宽邻面分离的空间。

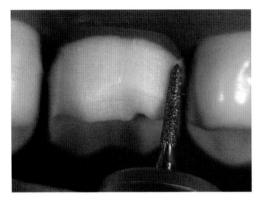

如图所示，车针在进行预备。

车针的切割面必须与牙体长轴平行，近、远中面的预备应尽量平行，且无倒凹。

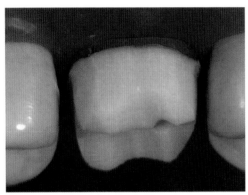

图中可见近远中邻面的拾向聚合度和凹形边缘的形态。

常见的问题之一是邻面预备不足，技工制作时必须加凸邻面以获得足够的牙冠厚度。

另一常见问题是龈缘在邻面与轴面的交界处呈扇贝形，在预备邻轴转角时需特别注意，尽量使转角圆钝。

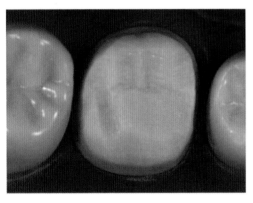

从咬合面方向观察，操作者现在只用单眼就应该能看清各个预备完成的轴壁和整个龈缘。

此时如果无法看到整个龈缘，需检查有无倒凹。

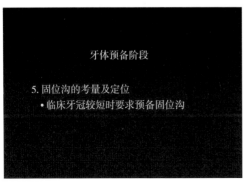

在牙体预备的倒数第二个阶段，应对牙体预备的固位形进行评估。

固位沟的预备可增强牙体的固位。

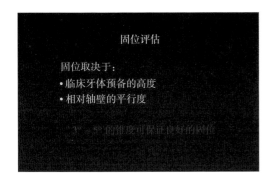

良好的固位依赖于临床牙冠高度和轴壁之间的聚合度。

锥度>5°会导致固位的丧失。

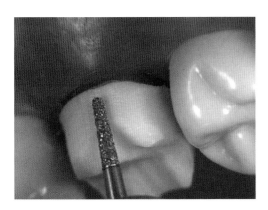

可用短锥形车针进行固位沟的预备。

固位沟的深度应在凹形边缘内0.5mm。

上颌磨牙的固位沟应在腭沟处，下颌磨牙的固位沟应在颊沟处。

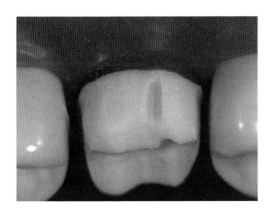

图中所示为腭沟处的固位沟预备。注意：
• 固位沟的深度应与车针直径保持一致
• 固位沟的预备应沿牙体长轴方向进行，并与牙冠就位道平行

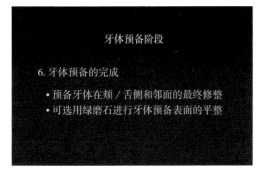

牙体预备的最后阶段为修整形态和打磨轴壁。

牙体表面光滑可防止印模的撕脱变形，也可使修复体的就位更容易。

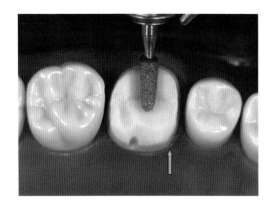

可选用绿磨石打磨牙体表面。

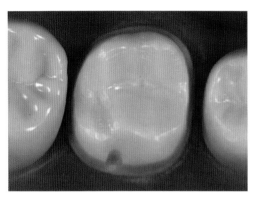

该车针可将大部分粗糙表面进行平整，使光滑的牙体表面与铸造冠组织面贴合得更紧密。

也无须追求牙体表面的绝对光滑，否则会导致最终修复体固位的减弱。

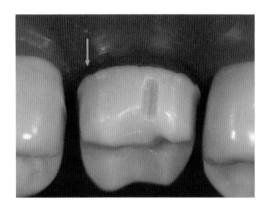

完成牙体预备后，需注意转角处，避免形成扇贝形肩台。

临床冠表面的磨除是一种根治性治疗，但无法预防继发龋的发生。如果未能有效控制龋坏的发生，那么在牙冠的边缘仍会出现龋损，从而导致牙体和修复体的失败。

全覆盖牙冠可以较好地保护因广泛性龋坏而受损的牙尖。

全瓷高嵌体临床病例

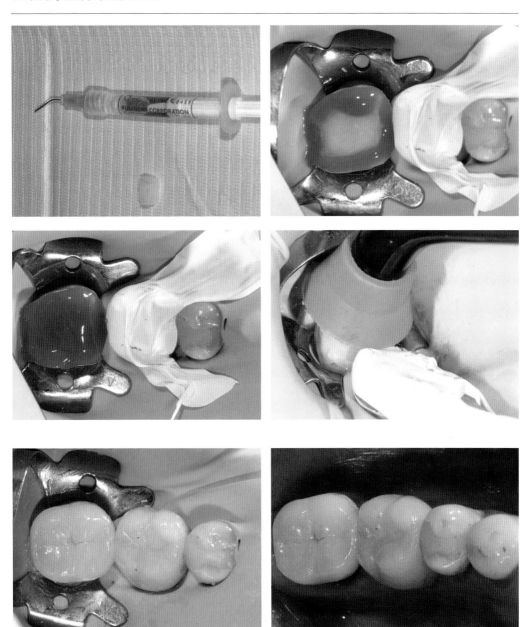

下颌第二磨牙全瓷高嵌体修复。

来源：经Osama Alkhatib博士许可出版。

参考文献

[1] Jacobsen, P.H. (2008). *Restorative Dentistry: An Integrated Approach*. Wiley Blackwell. Qualtrough, A.J.E. (2005). *Principles of Operative Dentistry*. Wiley Blackwell.

[2] Shillingburg, H.T. *Fundamentals of Fixed Prosthodontics*. Quintessence Publishing Co., Inc.

[3] Smith, B.G.N. and Howe, L.C. (2013). *Planning and Making Crowns and Bridges*. CRC Press. Walmsley, A.D. (2007). *Restorative Dentistry*. Churchill Livingstone.

第10章
金属烤瓷全冠和全瓷冠
Porcelain Fused to Metal and All-Ceramic Crowns

　　随着材料和技术的不断发展，全冠修复的适应证范围在缩小。现代牙科诊疗中，仍为患者提供全冠修复，但是术者必须清楚全冠牙体预备将带来牙体结构的大量丧失。在决定进行全冠修复前，应考虑其他类型的保守修复方式。全冠修复的适应证并非绝对，应根据口内实际情况做出选择。

适应证包括：

- 旧冠的二次修复
- 根管治疗后牙齿的修复
- 磨耗、折断牙的修复
- 美学改善
- 隐裂牙
- 牙列排齐

　　选择金属烤瓷全冠（PFM），还是选择全瓷冠，通常取决于经济因素和牙体预备的修复空间两个因素。较贵的全瓷冠修复主要禁忌证是磨牙症和磨耗牙，因其会发生断裂和造成对颌牙的损害（图10.1）。

　　最初的陶瓷材料为长石质瓷，是由硅石、二氧化铝，加上硼、钾、钠、镁和锂氧化物制成的助熔剂组成。这种脆性材料因为铝瓷的加入而使性能得到了改进。添加的氧化铝结晶可增加陶瓷的弯曲强度和拉伸强度，以在其承受较大咬合负荷时抵抗隐裂或断裂。

　　在PFM全冠上，瓷熔附于金属内冠的外表面。烤瓷最内层为一层致密的遮色层，可遮盖内冠透出的深金属色。之后再在遮色层上堆塑美学瓷粉，以仿生牙本质层和牙釉质层的形状与颜色，由此对缺损牙体进行修复。近些年来，由于全瓷冠和非金属全

A Practical Approach to Operative Dentistry, First Edition. Gordon B. Gray and Alaa H. Daud.
© 2021 John Wiley & Sons Ltd. Published 2021 by John Wiley & Sons Ltd.
Companion website: www.wiley.com/go/gray/operative-dentistry

(a)　　　　　　　　　　　　　　(b)　　　　　　　　　(c)

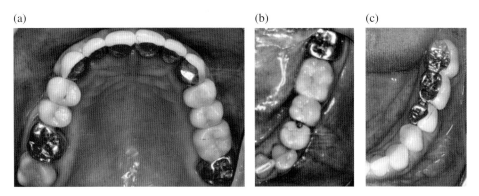

图10.1　（a）该患者口内完成了PFM全冠的全口咬合重建修复。可见前磨牙和左上第一磨牙殆面为烤瓷；（b）左下第一磨牙为PFM全冠，可见其殆面远中有殆支托，可为局部可摘义齿提供支持。PFM全冠殆面为烤瓷时，美观会得到提升，同时殆面备牙量也要加厚，以提供烤瓷层足够的空间；（c）PFM全冠殆面也可为金属合金。对合金表面的修整和抛光也比烤瓷表面更容易。
来源：经M.Siddiqui博士许可出版。

冠的盛行，PFM全冠的使用逐渐减少。全瓷冠的内冠是一类密度大且有遮色性的非金属材料（例如氧化锆），然后在其上进行牙本质瓷和牙釉质瓷的堆塑。

　　全瓷冠或非金属全冠的加工制作方式通常有以下几种：

- 计算机辅助设计／计算机辅助制造（CAD／CAM）
- 铸造／压铸
- 传统烤瓷工艺

　　一些**CAD／CAM系统**在进行数字化加工前，需要在技工室内对石膏模型数字化扫描。然后把扫描数据发送到切削中心，在计算机软件中完成高强度内冠的数字化设计和切削。内冠厚度通常为0.4～0.6mm。完成切削后，技工室用传统上瓷工艺对内冠进行全瓷冠的进一步制作。内冠可以非常准确地就位，其边缘密合度也很高。

　　另外，还有一类椅旁CAD／CAM系统，例如Cerec系统，该系统内包括了口内扫描仪，可直接在患者口内进行扫描取模，并可直接对全冠、贴面、嵌体和高嵌体一类修复体进行设计和加工制作。Cerec系统的切削机可对成品瓷块进行切削，而瓷块可以是单层单色或多层多色的。切削时间约为15分钟，切削后也可对此修复体进行上瓷。或者，一些技工会对修复体进行染色和上釉。

　　如果用Cerec系统切削内冠，之后就可以在内冠上瓷堆塑，制作工艺与常规技工室切削内冠的加工方式类似（图10.2）。

　　当选择**压铸陶瓷类材料**时，例如Ivoclar Vivadent公司的Empress，技工先在石膏代型上制作牙冠的蜡型。包埋蜡型后，在高温下将瓷块放入包埋圈中，熔化的瓷块被压

图10.2 同一瓷盘上可同时切削多个内冠。再对切削后的内冠进行高温烧结，增加其抗压强度和抗拉强度。

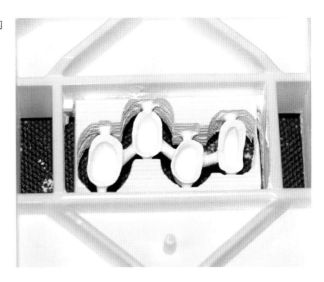

铸形成全瓷修复体。其制作工艺与金合金全冠的失蜡法相似。随后，也可在该压铸陶瓷修复体上进行烤瓷的堆塑熔附。

传统烤瓷冠，例如Vita公司的In-Ceram全冠，它的主要结构分为两层。内冠很厚，主要作用是保证强度；虽然外瓷层也是常规的烤瓷，但由于内冠较厚，它的总体美观度是不理想的。

图10.3中可见全瓷冠的美学表现。

图10.3 该患者上前牙和前磨牙均为全瓷冠修复体。修复体美观度较好。
来源：经M. Siddiqui博士许可出版。

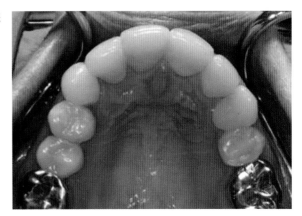

PFM全冠

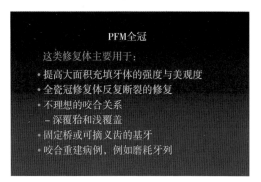

PFM全冠

这类修复体主要用于：
- 提高大面积充填牙体的强度与美观度
- 全瓷冠修复体反复断裂的修复
- 不理想的咬合关系
  - 深覆𬌗和浅覆盖
- 固定桥或可摘义齿的基牙
- 咬合重建病例，例如磨耗牙列

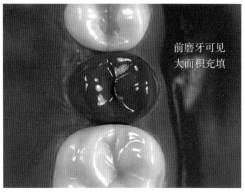

前磨牙可见
大面积充填

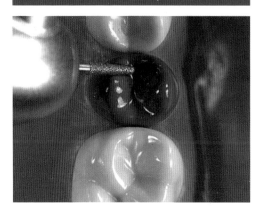

牙体预备第一阶段
𬌗面预备

- 功能性牙尖（金属）
  - 1mm预备量
- 非功能性牙尖（金属和烤瓷）
  - 1.5mm预备量

在大部分病例中，PFM全冠可用于改善已有大面积充填牙体的外观和功能。

如果前牙区已行全瓷冠修复并持续出现崩瓷现象，则应考虑用PFM全冠进行修复。PFM全冠牙体预备的适应证是桥基牙、可摘局部义齿提供导平面、支托和纠正局部义齿倒凹。

在复杂的磨耗病例中，可用PFM全冠进行剩余牙体的咬合重建，恢复正常的临床牙冠高度。

图中蓝色标示的上颌前磨牙可清晰显示牙体预备后的表面情况。假设该牙体上有大面积的MODB银汞充填体。

在第一阶段的预备中，𬌗面预备应遵循解剖形态进行。因为金属烤瓷冠所使用合金的硬度优于4型金合金冠，所以功能性牙尖的预备量仅需1mm。

非功能性颊尖处需要1.5mm或更多的预备，因为此处金属上会进行烤瓷修饰。

金刚砂车针在切割牙体时效率更高，但需要涡轮机喷水，以对牙体进行降温和清洁车针上的残留碎屑。

此处可选用锥形车针进行该阶段的预备。

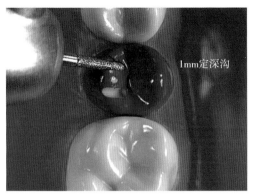

定深沟可以帮助学生对预备深度有更直接的观察。

在功能性腭尖上先预备两个定深沟，分别位于牙尖嵴的两侧。

因为车针的直径为1mm，所以车针应完全埋入定深沟中。

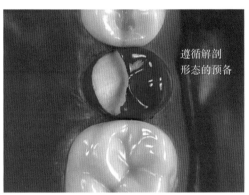

在定深沟之间的牙体预备应根据牙体预备量严格进行。磨除定深沟后，预备应扩展至边缘嵴上，并避免误伤邻牙。

牙体预备应遵循解剖形态进行，预备后的牙尖仍需具有正常的牙尖形态。

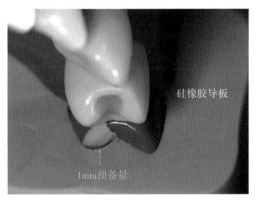

预备前先制作一个硅橡胶导板，可以用该导板直观地检查牙体预备量。

如果预备前，牙体上充填体的解剖形态较为理想，则可直接制作硅橡胶导板；但通常，大面积充填体的解剖外形和功能都是欠佳的。

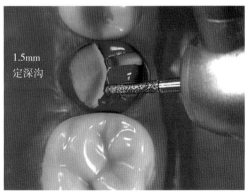

在非功能性颊尖上预备定深沟。定深沟的深度为1.5mm，该厚度可保证烤瓷层的强度。

通常预备两个定深沟以能为下一阶段的预备起到较好的引导作用。

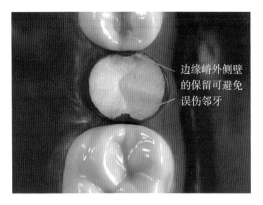

此时可以先不对边缘嵴进行预备，以避免预备时对邻牙的损伤。

可在下一阶段的预备中再对该区域进行修整。

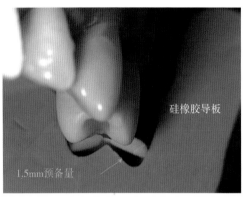

用硅橡胶导板检查牙体预备量。硅橡胶导板的使用并非必要的。

临床经验丰富的牙医常跳过此步骤，而直接进行口内检查确认。

此处，硅橡胶导板起展示说明作用。

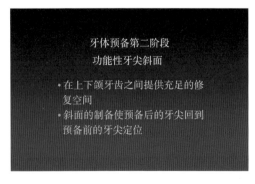

根据解剖形态预备后的牙尖水平被降低，且牙尖定位也被推向外侧。而功能性牙尖斜面的预备不仅可为修复材料提供足够的修复空间，也可使牙尖回到原始牙尖定位的下方。

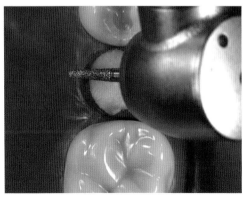

此阶段可用锥形车针进行牙体预备。使车针与殆面成45°角，进行功能尖斜面的预备。

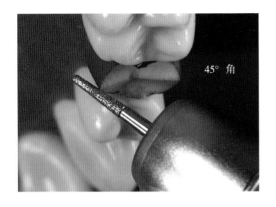

这个角度应与对颌牙舌尖的斜面大致平行。

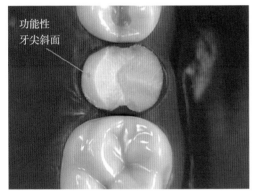

功能性牙尖斜面应在腭尖上制备，并止于腭尖咬合接触点下方。

注意，这个平面只应有一个统一的方向。

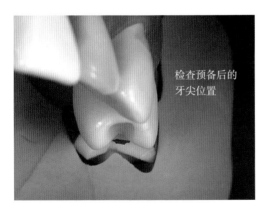

可用硅橡胶导板检查𬌗面的预备量。

如果功能性斜面与腭尖连接处的预备量尚不足，无须在此时补充预备。可与下一阶段的牙体预备一起完成。

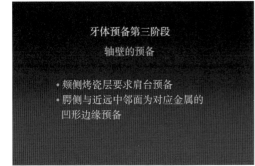

牙体预备第三阶段是轴壁的预备。先预备颊侧壁和腭侧壁。

全冠颊侧是烤瓷层，所以应进行龈缘的肩台制备，并保证最少1.3mm的预备量。

全冠腭侧仅为金属，其预备量则应酌情减少，且龈缘的预备为135°凹形边缘。

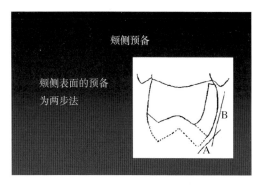

因为天然牙牙冠颊侧表面形态较凸，所以可用两步法进行预备，如图所示。

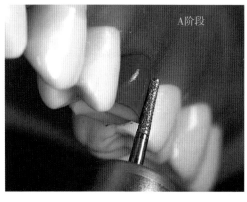

首先将锥形车针平行置于颊侧面的殆1/3处进行预备。

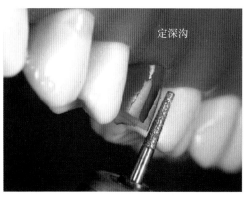

定深沟深度可稍大于车针直径。

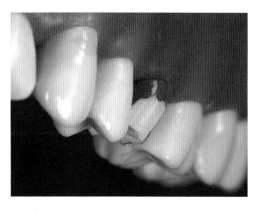

根据冠表面轮廓进行定深沟之后的预备。

随着颊面的预备，颊尖的牙尖位置已被推回原位——与腭尖功能性斜面的预备相似。

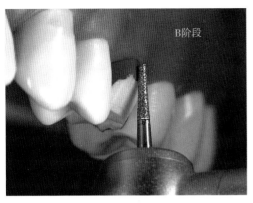

然后进行颊侧表面的B阶段预备。

此时车针应平行于牙体长轴，进行颊面龈端的预备。

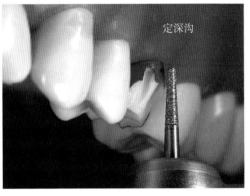

定深沟可帮助经验不足的牙医控制预备深度。

定深沟应止于龈缘上。

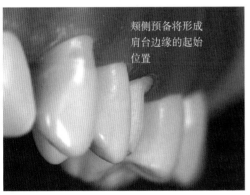

颊面的预备应与牙体轮廓一致，并预备形成修复体的颊侧肩台边缘。

此病例中，肩台边缘应与龈缘平齐。

修复体边缘位置视美观要求而定。如果患者为高笑线，则修复体边缘应与龈缘平齐；如果龈缘不外露，则龈上肩台更利于患者的清洁和牙菌斑控制。

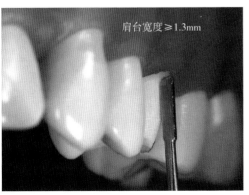

预备完成后，需测量肩台的宽度。

可用已知末端宽度的器械对肩台进行测量，肩台的最小宽度为1.3mm。

牙釉质凿的宽度为1.5mm。

如果肩台宽度不足，最终全冠在龈缘部分的轮廓就会变凸，只有足够的宽度才能给遮色瓷、牙本质瓷和牙釉质瓷足够的堆塑厚度。

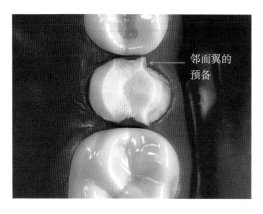

遵循颊面轮廓的预备，在近远中表面需预备邻面翼。

在后一阶段的预备中，会进一步调整邻面翼的位置。

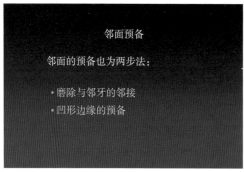

邻面的预备必须从磨除邻接开始，但要避免邻牙牙面的误磨。

打开邻面后，再进行近远中邻面的预备和龈缘的定位与预备。

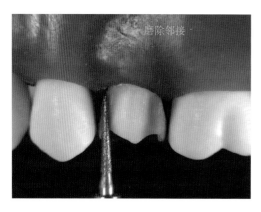

使用锥形精细车针磨除邻接。此时锯式磨除能提高切割效率。

提拉磨除应在殆龈向进行。

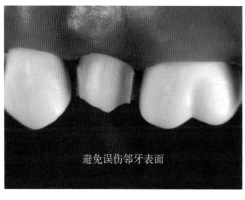

在磨除邻接时要注意避免误伤邻牙的牙面。

误伤邻牙会导致邻牙表面变粗糙或变凹，容易发生龋坏。

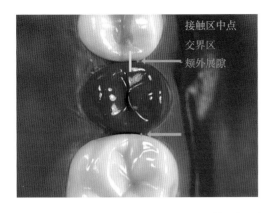

在预备邻面龈缘前，必须先调整邻面翼的位置。

在近中邻面，不能看到金属表面的外露。

颊侧肩台应进入近中面，止于接触区中点与颊外展隙的中间位置。

远中邻面对美观的要求不如近中严格，所以肩台可止于颊外展隙橙色点所标记的位置。

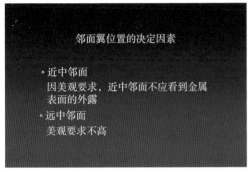

因美观原因，对邻面翼的定位有具体要求，近中邻面较远中邻面更为严格，远中不易被观察到。

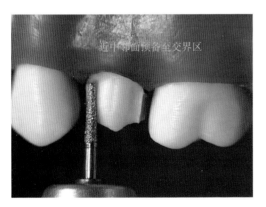

调整颊侧肩台，并将邻面翼放至合适的位置。

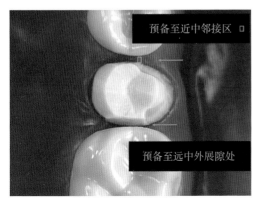

从𬌗面看牙体预备的近中邻面翼较远中邻面翼更靠近腭侧。

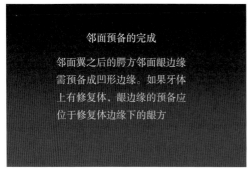

邻面预备的完成

邻面翼之后的腭方邻面龈边缘
需预备成凹形边缘。如果牙体
上有修复体，龈边缘的预备应
位于修复体边缘下的龈方

此时进一步进行邻面预备。

肩台预备之后，邻面边缘的腭侧部分应为凹形边缘。

常规将邻面边缘放在龈上，更利于良好的牙菌斑控制。

如果牙体上有修复体，则应将边缘预备止于修复体边缘下的龈方。

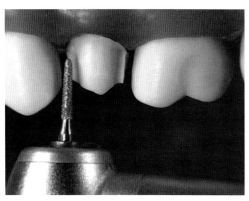

远中邻面凹形边缘的预备

可使用鱼雷状车针的尖端进行邻面135°凹形边缘的预备。

在磨除邻接点之后，该车针应能无阻力地插入邻间隙中进行邻面的预备。

如果未能插入该车针，则应使用锥形精细车针将邻面间隙打开得更宽一些。

现在预备远中邻面的凹形边缘。注意，此时邻面的预备应尽量直立，与牙体长轴平行。

邻面的聚合度不应超过5°，否则最终修复体的固位力会下降。

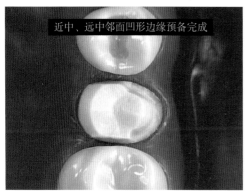

近中、远中邻面凹形边缘预备完成

近中邻面的预备与远中邻面类似，近远中邻面应在相互平行的基础上形成一个微小的殆向聚合度。

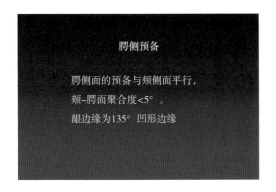

腭侧预备

腭侧面的预备与颊侧面平行，
颊-腭面聚合度<5°。
龈边缘为135° 凹形边缘

轴壁预备的最后阶段为腭侧的预备。腭侧的预备应与颊侧第二阶段的预备平面平行。

修复体在腭侧龈缘处为金属，所以应做凹形边缘的预备。

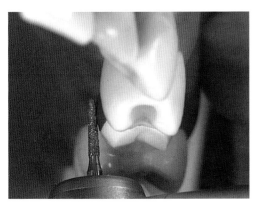

凹形边缘车针与牙体长轴和颊面平行。

在车针转动前要仔细观察车针的角度。

腭侧面的预备要遵循牙体腭侧的轮廓，并与邻面的凹形龈缘相延续。

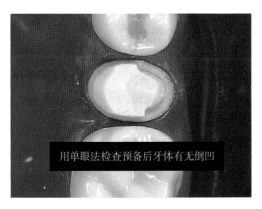

用单眼法检查预备后牙体有无倒凹

完成此阶段的预备后，应把口镜放在殆方检查龈缘的预备。用单眼法检查有无倒凹的存在。

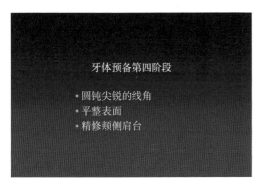

牙体预备第四阶段

· 圆钝尖锐的线角
· 平整表面
· 精修颊侧肩台

在牙体预备的最后，可用以下车针修整牙面和线角：

· 超细金刚砂车针
· 多刃钨钢车针
· 绿磨石

肩台边缘也要进行精修，使其光滑、平整。

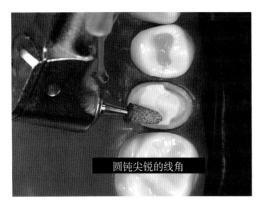

圆钝尖锐的线角

如图所示，用L/G绿磨石将殆面和功能性斜面之间的尖锐线角打磨圆钝。

使用绿磨石的缺点是它在打磨时产生的振动会令患者感到不适。

但用慢速手机进行打磨可让操作者有更好的掌控。

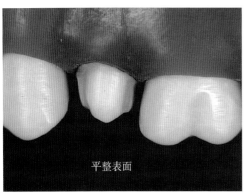

平整表面

对预备牙体表面进行平整，消除金刚砂车针在牙体表面预备后产生的粗糙痕迹。

牙体表面光滑可防止印模取出时的撕脱变形，也可使石膏代型表面光滑，有助于修复体的制作。

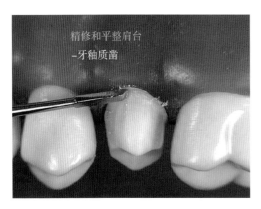

精修和平整肩台
–牙釉质凿

可用牙釉质凿对肩台进行精修，去除龈缘上小块的悬釉。

使用牙釉质凿时一定要用手指支撑，器械滑脱容易划伤周围软组织，从而增加隔湿的难度。

也可用肩台锉替代直角牙釉质凿。肩台锉不容易造成软组织的划伤。

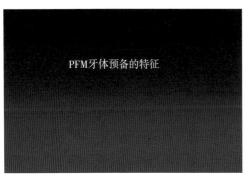

PFM牙体预备的特征

现在来复习一下PFM全冠的特征。

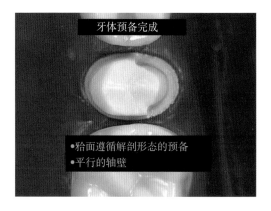

牙体预备完成

- 殆面遵循解剖形态的预备
- 平行的轴壁

殆面的牙体预备应遵循解剖形态进行，预备后可见明显的牙尖嵴和斜面。

轴面之间应成小于5°的殆向聚合度。用单眼法从口镜中检查预备牙体，应看到所有轴壁和完整的龈缘线。

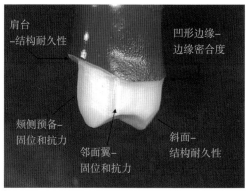

肩台
-结构耐久性

凹形边缘-
边缘密合度

颊侧预备-
固位和抗力

邻面翼-
固位和抗力

斜面-
结构耐久性

修复体的结构耐久性表现为：肩台宽度应大于1.3mm和正确功能性牙尖斜面的角度。

抗力和固位表现为：颊-腭侧壁几乎相互平行。邻面翼也是一种有利于抗力的预备形态。

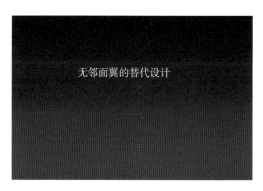

无邻面翼的替代设计

颊侧与邻面交界处的邻面翼预备可有利于修复体的抗力，但如果近远中邻面的倒凹相互成角度时，邻面翼也可能造成牙体预备时形成倒凹。

正因如此，一些学者提出无邻面翼的牙体预备，颊侧与邻面的交界应该光滑，由肩台边缘逐渐转换为凹形边缘。

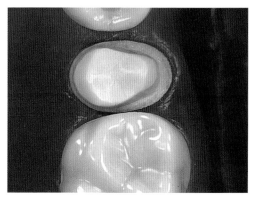

此类型牙体预备的缺点为牙体磨除量更大，因为外周的牙体被磨除得更多。

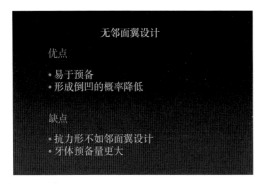

图中所示为无邻面翼设计的牙体预备特点总结。

全瓷冠的大部分适应证都与外观和功能的改善有关。如今，保留大部分天然牙体组织的微创瓷贴面和复合树脂贴面的应用即可达到改善的目的。

全瓷冠

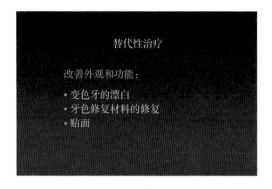

替代性治疗

改善外观和功能：
- 变色牙的漂白
- 牙色修复材料的修复
- 贴面

比全瓷冠（PJC）更为微创的其他治疗选择。

在根管治疗后，可进行根管内漂白或"持续漂白"，而过氧化脲则用于托盘辅助下的外漂白。

复合树脂的充填修复也能获得可接受的外观改变，但是复合树脂随着时间延长会被染色和变黄。

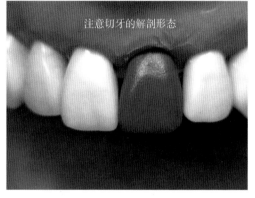

注意切牙的解剖形态

蓝色标示的中切牙可清晰地显示牙体预备后的表面情况。

上颌中切牙形似铲子。牙齿从龈缘至切缘呈扇形。

腭侧的舌隆突较为凸出，近远中边缘嵴从舌隆突伸向切缘。

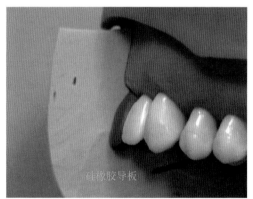

硅橡胶导板

蓝色标示的中切牙可清晰地显示牙体预备后的表面情况。

从侧面观察中切牙表面，可见颊面呈曲线状。

当沿牙体长轴进行颊侧预备时，可通过硅橡胶导板与预备牙体间的间隙明显观察到预备量。

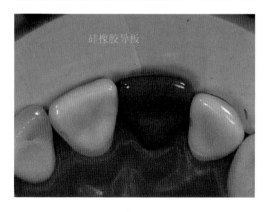

硅橡胶导板

有时可将硅橡胶导板沿殆龈向切割成颊侧、腭侧两部分，通过颊侧导板观察颊侧预备量是否足够。

通常沿殆龈向切割的硅橡胶导板对预备量的检查更有帮助。

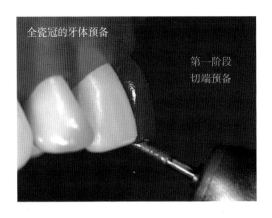

第一阶段牙体预备为切缘预备。

车针应在切端向腭侧倾斜45°，预备后的切端平面应垂直于咬合力方向。

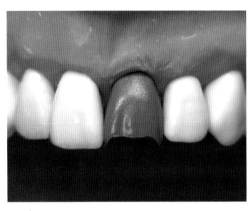

对于切端的预备量仍存在一些争议。文献报道的预备量为1～2mm。超过2mm的切端预备会增加修复体颊侧的折断风险。

切端预备通常为临床牙冠高度的1/4，而此时尚未磨除切角处牙体，以避免误伤邻牙。

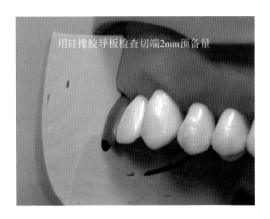

可把硅橡胶导板放到牙列上检查牙体预备量。

同时要检查切端平面的预备是否与牙体长轴成45°角。

第二阶段预备为中切牙颊面的两个平面预备。这样可以避免在预备过程中产生过大的聚合度。

最终修复体的固位主要受两方面因素的影响：

- 临床牙冠高度
- 最小聚合度

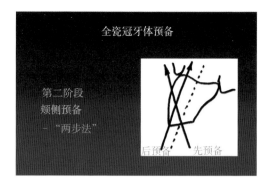

用两个平行于颊侧表面的探针指示颊侧的预备。

如图所示，可见颊侧的曲线，颊侧需制备出两个不同角度的平面。

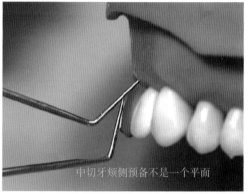

可用较长的尖圆形车针预备定深沟。该车针直径为1mm。

有些牙医不建议预备定深沟，因为在最终预备完成后，牙体表面可能留下定深沟造成的凹痕。

在预备定深沟时，车针应先与切端的颊平面平行；预备第二个定深沟时，车针应沿牙体长轴方向进行磨切。

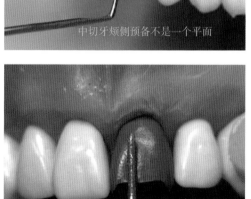

如图所示，龈缘处的牙体预备定深沟平行于牙体长轴。

可将已知直径的车针用作预备牙体表面深度的测量。

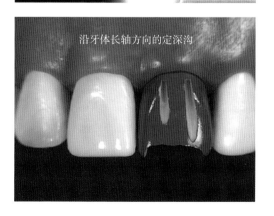

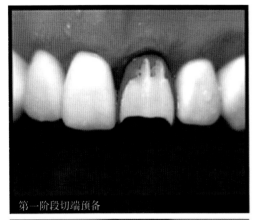

第一阶段切端预备

首先预备切端。

在切缘处沿定深沟底部进行牙体组织的磨除。此时，并未进行龈缘处沿牙体长轴方向的定深沟磨除。

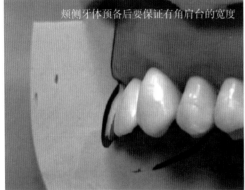

颊侧牙体预备后要保证有角肩台的宽度

在颊侧完成第二平面的预备后，可用硅橡胶导板检查预备量。

如果颊侧预备量不足，技工会用两种办法进行补偿：

* 将修复体颊侧轮廓做凸，形成不必要的颊侧凸度
* 修复体的颊侧表面较薄，美学外观欠佳。因为颊侧厚度不足以进行牙本质瓷和牙釉质瓷的堆塑

在完成颊侧面的两步法预备后，第三阶段为轴壁预备。

分别对牙体的近远中邻面和腭侧进行预备，龈缘为有角肩台边缘。

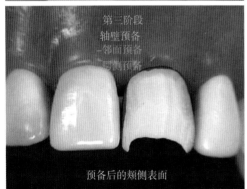

第三阶段
轴壁预备
－邻面预备
－腭侧预备

预备后的颊侧表面

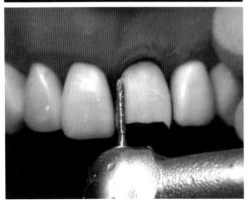

可用尖圆形车针来进行邻面的预备，并形成1mm宽的有角肩台边缘。

预备时，车针应保持直立，磨除牙冠凸出部分的同时，避免误伤邻牙牙面。

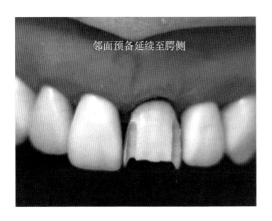

如图所示，保留邻面最外侧的牙体组织以避免误伤邻牙牙面。

注意，磨除面是直立的。

所有轴壁的聚合度不应大于6°，否则固位力会变弱。

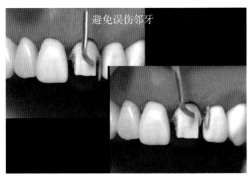

可用器械将留下的邻面牙片折断。这样能避免误伤邻牙。

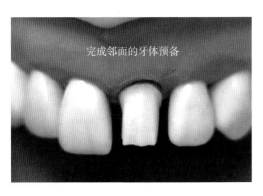

近远中邻面预备完成后应在龈缘处形成有角肩台边缘，并与颊侧肩台边缘相延续。

此阶段的肩台边缘预备应位于龈上。肩台进入邻面的走向要跟随龈乳头的形态有所起伏。

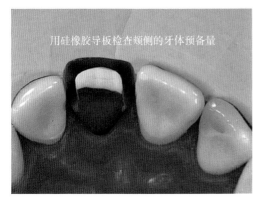

用颊侧硅橡胶导板检查颊侧的牙体预备量。

如果该阶段的预备尚未完全完成，不应进入下一阶段预备。

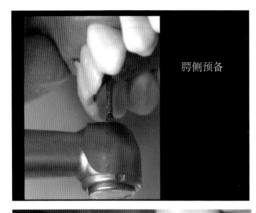

腭侧预备

在完成邻面预备后可用相同车针进行腭侧预备。

腭侧表面的预备应与颊侧龈端平面平行。

如此平行的预备可使修复体获得最大的固位。

注意，预备前要确认车针的轴向是否与颊侧表面平行。

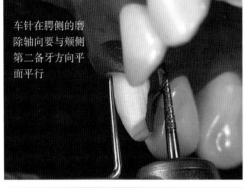

车针在腭侧的磨除轴向要与颊侧第二备牙方向平面平行

预备腭侧面时要始终检查车针是否与颊侧面平行。

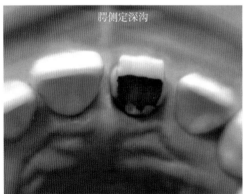

腭侧定深沟

在腭侧预备定深沟能保证腭侧有足够的预备量。

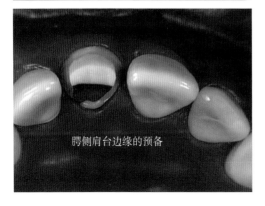

腭侧肩台边缘的预备

腭侧肩台的预备要与邻面预备相延续。

保持车针直立的同时，逐一磨除腭侧定深沟。

最终，所有轴壁的肩台边缘应连贯一致。

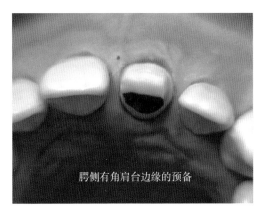
腭侧有角肩台边缘的预备

可用硅橡胶导板检查腭侧预备量。

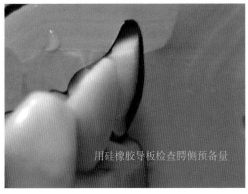
用硅橡胶导板检查腭侧预备量

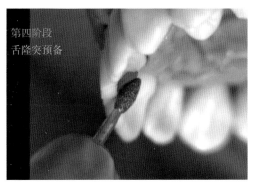
第四阶段
舌隆突预备

腭侧预备的下一步为剩余牙体组织的预备，预备厚度需为烤瓷提供1mm的厚度。

可用蛋形或橄榄球形车针进行预备。如图所示，可见车针在凹形腭侧表面的放置角度。

用这样的旋转器械可在腭侧表面的中份进行最大限度的牙体磨除，这个区域的牙体预备要在上中切牙与下颌切牙的咬合接触区创造修复空间。

舌隆突处的弯曲状牙体预备同时在垂直向和水平向进行。

该预备不仅能增加修复体的抗力形和固位形，也能减小全瓷冠材料所受到的应力。

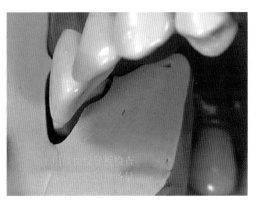

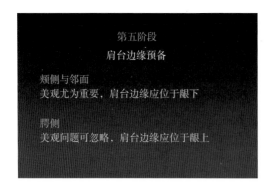

第五阶段
肩台边缘预备

颊侧与邻面
美观尤为重要，肩台边缘应位于龈下

腭侧
美观问题可忽略，肩台边缘应位于龈上

如果患者为低笑线，微笑时龈缘未暴露，则肩台边缘可置于龈缘水平，这样有利于牙菌斑控制。如果患者微笑时露出龈缘，则要将肩台边缘置于龈下。

腭侧肩台边缘不会被看到，可将其置于龈上，以利于清洁和检查。这样也有利于冠边缘的完全就位，且边缘无空隙。

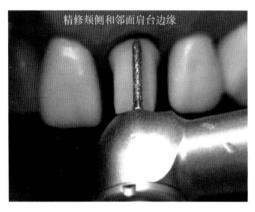

精修颊侧和邻面肩台边缘

此时将龈缘位置精修至龈缘水平。

在仿头模上的牙体预备，可将颊侧肩台预备至平龈水平，切勿误伤到人工牙龈。

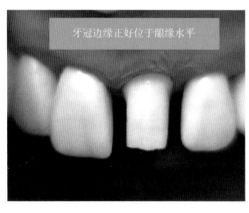

牙冠边缘正好位于龈缘水平

图中所示为预备完成后的腭侧肩台边缘及其与龈缘的位置关系。

肩台边缘的光滑平整非常重要，且在龈乳头处也应连续光滑，无尖锐线角的存在。

牙体表面如果有尖锐线角，会造成楔效应和牙冠的断裂。

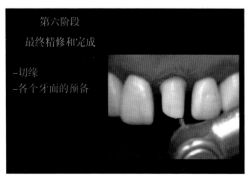

第六阶段
最终精修和完成

–切缘
–各个牙面的预备

牙体预备的最后阶段，需要对预备后的牙体进行精修和平整。牙体表面光滑可防止印模取出时的撕脱变形，也可使牙冠与牙体表面更加贴合。

可用尖圆形车针将切缘处的转角向着腭侧表面修圆钝。

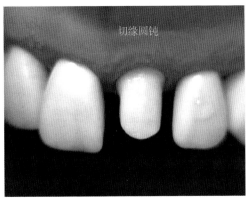

如图所示，天然牙切缘是圆钝的。所以要将预备后颊侧、腭侧形成的尖锐边缘打磨圆钝，避免形成线角。

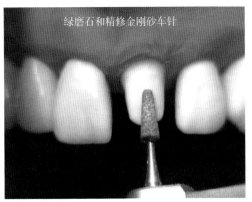

可选用不同形态的精修金刚砂车针进行牙体表面的光滑与平整，效果比用普通金刚砂车针更好。

也可用慢速手机和绿磨石来进行表面的光滑与平整，但旋转产生的振动会令患者感到不适。

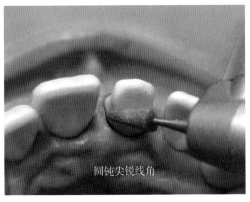

绿磨石在圆钝处理预备牙体上的尖锐线角时特别有效。

尖锐线角会导致应力集中，所以在全瓷修复体的牙体预备中一定要避免。

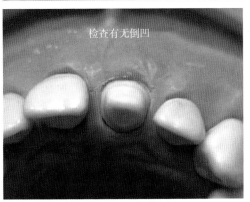

用单眼法检查倒凹。近／远中邻面和颊／腭侧表面都要逐一检查。任何微小的倒凹都会导致全瓷冠在试戴时崩裂。

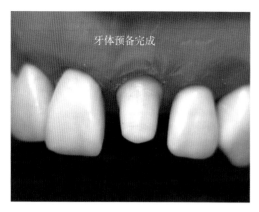

完成预备后的颊侧表面。

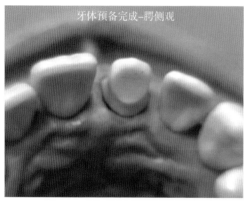

精修后的腭侧预备牙体，可见明确的腭侧轴壁和舌隆突预备，以及二者之间圆钝的线角。

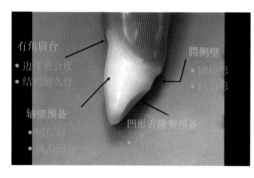

牙体各部位预备的功能：

有角肩台边缘提供了边缘密合度和结构耐久性。

轴壁预备为修复体提供了固位形和抗力形。

凹形舌隆突预备提供了𬌗间修复空间和结构耐久性。

全瓷冠临床病例

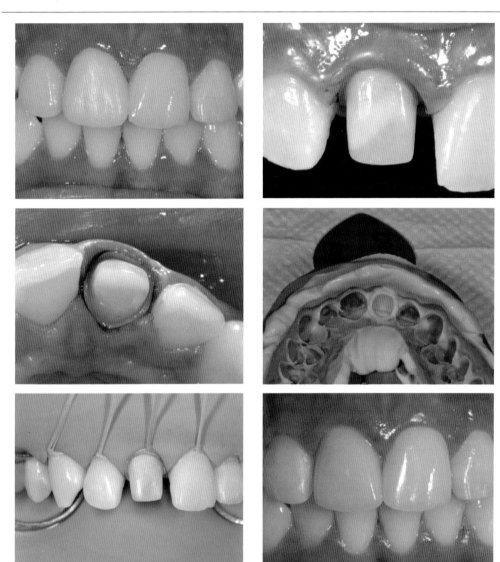

前牙全瓷冠修复临床步骤。

来源：经Osama Alkhatib博士许可出版。

参考文献

[1] Bajraktarova-Valjakova, E., Korunoska-Stevkovska, V., Kapusevska, B. et al. (2018). Contemporary dental ceramic materials, a review: chemical composition, physical and mechanical properties, indications for use. *Open Access Macedonian Journal of Medical Sciences* 6: 1742–1755.

[2] Pjetursson, B.E., Sailer, I., Makarov, N.A. et al. (2015). All-ceramic or metal-ceramic tooth-supported fixed dental prostheses (FDPs)? A systematic review of the survival and complication rates. Part II: multiple-unit FDPs. *Dental Materials* 31: 624–639.

[3] Shenai, A., Ganapathy, D. & Gounder, R (2019). All ceramic systems in dentistry. *Drug Intervention Today* 14: 1035–1041.